**GESUNDE ZÄHNE**

# GESUNDE ZÄHNE

## Vorsorge, Behandlung, Kosten

Barbara Bückmann

## LIEBE LESERIN, LIEBER LESER.

„Damit Sie auch morgen noch kraftvoll zubeißen können" lautet ein mehr als 40 Jahre alter Werbeslogan für eine Zahnpasta. Diese Aufforderung hat nichts an Aktualität verloren. Nur wer seine Zähne gründlich reinigt, wird lange etwas von ihnen haben.

Bei den Kleinen funktioniert das mit dem Putzen schon besser als in früheren Generationen. Die deutschen Teenager haben heute gesündere Zähne als ihre Eltern im vergleichbaren Alter. Damit das auch so bleibt, wird erläutert, wie man die Beißer vom Babyalter an optimal pflegt.

Sich verstärkt um die Vorsorge zu kümmern, gehört mittlerweile zum Jobprofil eines guten Zahnarzts. Wir sagen, worauf Sie noch achten sollten.

Ist der Zahn beschädigt oder hinüber, muss er repariert oder ersetzt werden. Nichtedelmetall, Gold oder Keramik, Krone, Brücke, Teilprothese oder Implantat – wir listen Vor- und Nachteile von Materialien und Verarbeitungsformen auf und liefern Entscheidungshilfen. Was sieht besser aus, was ist haltbarer, was ist gesünder?

Die Ansprüche an den Zahnersatz sind gestiegen. Die gesetzlichen Kassen beteiligen sich aber nur an der medizinisch erforderlichen Standardversorgung. Für aufwendigere Lösungen zahlen gesetzlich Versicherte in jedem Fall dazu, das zeigen unsere Kostenbeispiele. Daher bestimmt auch der Geldbeutel darüber, was an Stelle der verlorengegangenen Zähne im Mund landet. Sparen lässt sich mit Importfabrikaten oder einer Behandlung im Ausland, hier werden Für und Wider abgewogen. Zahnzusatzversicherungen kosten, können aber sinnvoll sein, um bestimmte Lösungen bezahlbar zu machen.

Wir erläutern außerdem, wie chirurgische Eingriffe ablaufen: Wie wird ein Implantat gesetzt, was passiert bei einer Wurzelbehandlung – darüber Bescheid zu wissen, kann die Angst vor dem Zahnarzttermin lindern. Schätzungsweise zehn Prozent aller Deutschen gehen aus diesem Grund gar nicht zum Zahnarzt. Diese Angst lässt sich behandeln.

Kommt es wegen einer schiefgelaufenen Behandlung zum Streit, zeigen wir, was der Patient für Möglichkeiten hat. Je gründlicher Sie als Patient informiert sind, desto eher können Sie Ihrem Zahnarzt die richtigen Fragen stellen.

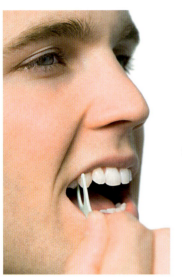
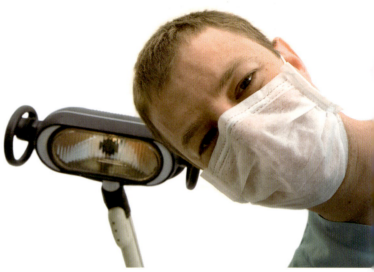

# INHALTSVERZEICHNIS

**9 MUND GANZ GESUND**
9 Schöne Zähne – Lebensqualität und Lifestyle
39 Der gute Zahnarzt sorgt vor
50 Ganzheitliche Zahnmedizin

**55 REPARATUREN AN DEN ZÄHNEN**
55 Welches Füllmaterial ist am besten?
63 Kronen und Co.
69 Zahnoperationen
75 Zähne ersetzen
79 Implantate
90 Prothesen für größere Lücken
100 Ästhetische Zahnheilkunde

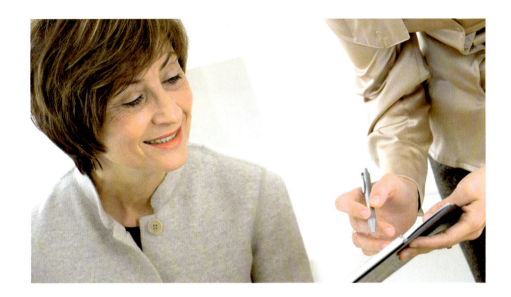

| | | | |
|---|---|---|---|
| **111** | **KOSTEN UND LEISTUNGEN** | **140** | **SERVICE** |
| 111 | Was gesetzliche Krankenkassen erstatten | 144 | Glossar |
| | | 150 | Adressen |
| 125 | Zahntourismus: Schnäppchen im Ausland? | 152 | Literatur |
| | | 153 | Register |
| 132 | Probleme mit dem Zahnarzt | 159 | Impressum |

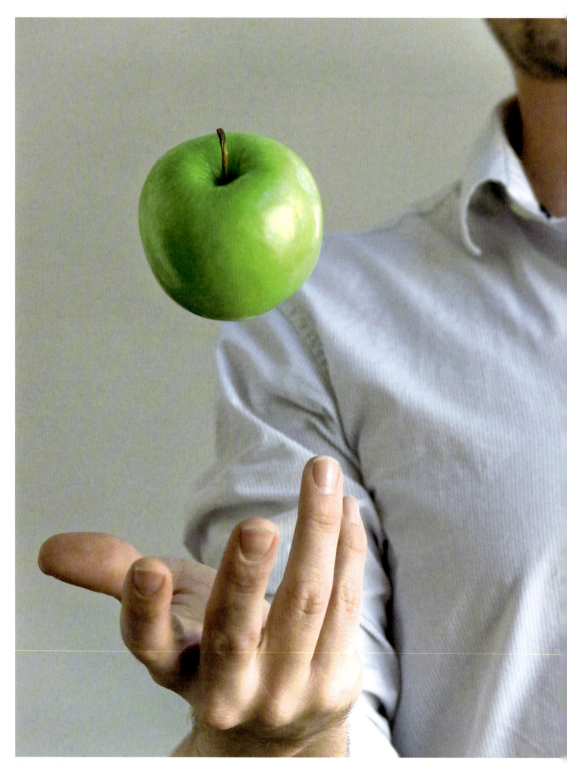
Gesunde Zähne bedeuten ein Stück Lebensqualität.

# MUND
## GANZ GESUND

Mit gesunden Zähnen bis ins hohe Alter zu leben, ist keinesfalls unmöglich. Wichtigste Voraussetzung ist die gute und regelmäßige Zahnpflege. Die kann manch unangenehme Zahnarztsitzung, aufwendige Füllungen und teuren Zahnersatz ersparen.

## SCHÖNE ZÄHNE – LEBENSQUALITÄT UND LIFESTYLE

Beim Lachen, Sprechen und Essen sind unsere Zähne zu sehen, sie prägen unser Aussehen und zum Teil auch unsere Persönlichkeit. Form, Farbe und Stellung der Zähne sind angeboren, werden aber durch den individuellen Lebenswandel erheblich beeinflusst.

Das Erscheinungsbild der Zähne spielt im gesellschaftlichen Umfeld heute eine große Rolle. Die ästhetischen Ansprüche sind gestiegen. Schönheit ist mittlerweile fast schon die Norm, und gepflegte Zahnreihen stehen für Jugendlichkeit und Attraktivität. Die Zähne sind damit heute eine Art Statussymbol.

Gesunde Zähne bedeuten zugleich ein Stück Lebensqualität. Denn für den Körper erfüllen sie eine wichtige Aufgabe. Lippen, Zähne, Zunge, Zahnfleisch, Schleimhäute und Kiefer sind ein perfekt aufeinander abgestimmter Apparat zum Aufnehmen, Schmecken und Zerkleinern der Speisen. Nur wer richtig kauen kann, empfindet den vollen Genuss und bereitet die Nahrung optimal für die Weiterverarbeitung und Verwertung im Verdauungstrakt vor.

### Jeder Zahn hat seine Funktion und seine Nummer

Die Schneidekanten und Höcker der oberen und unteren Zahnreihe greifen beim Essen ineinander wie Zahnräder. Die einzelnen Zahngruppen erfüllen jeweils eine bestimmte Funktion.

Die mittleren und seitlichen Schneidezähne (Incisivi) dienen zum Festhalten und Zerschneiden der Nahrung.

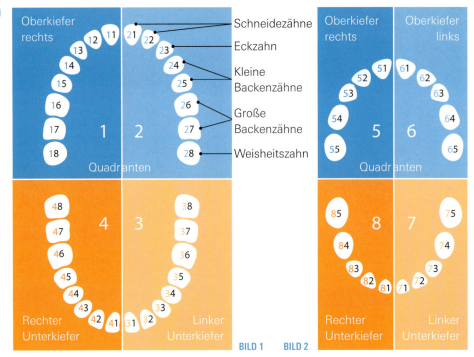

BILD 1    BILD 2

Am langlebigsten sind die Eckzähne (Canini), weil sie gut sauber zu halten und damit weniger kariesanfällig sind, und weil sie besonders lange Wurzeln haben. So können sie Zahnfleischerkrankungen, die zur Lockerung bis hin zum Verlust der Zähne führen können, besser überstehen.

Die beiden kleinen Backenzähne (Prämolaren) helfen beim Abbeißen und Zerkleinern,

die großen Backenzähne (Molaren) beim Zermalmen. Die Grübchen und Furchen (Fissuren) auf den Kauflächen der Backenzähne sind übrigens besonders anfällig für Karies.

Das Dauergebiss weist beim Menschen also insgesamt acht Schneidezähne, vier Eckzähne, acht Prämolaren und zwölf Molaren, zusammen 32 Zähne auf.

Die Zahnmediziner haben die Zähne durchnummeriert: Bei den Milchzähnen 51–55, 61–65, 71–75, 81–85,

bei den bleibenden Zähnen 11–18, 21–28, 31–38, 41–48.

Die erste Ziffer sagt jeweils aus, ob der Zahn im Oberkiefer rechts oder links oder im Unterkiefer rechts beziehungsweise links steht.

Bei der Festlegung der zweiten Ziffer sind die vorderen Schneidezähne in jedem Kieferviertel (Quadrant) die „Einser", die hintersten Zähne (Weisheitszähne) sind beim bleibenden Gebiss die „Achter".

Eins-fünf (15) zum Beispiel ist im Oberkiefer rechts – vom Patienten aus betrachtet – der Zahn Nr. 5 (der zweite kleine bleibende Backenzahn).

Bei der Kontrolluntersuchung gibt der Zahnarzt zu jedem Zahn einen Befund ab, den die Helferin in den Befundbogen einträgt. Da kann es zum Beispiel heißen: „Eins-fünf Karies okklusal". Das bedeutet: Der zweite kleine Backenzahn oben rechts hat eine Karies auf der Kaufläche.

### Wann kommt welcher Zahn?
Die Milchzähne werden bereits im Mutterleib angelegt. Sie brechen beim Kind im

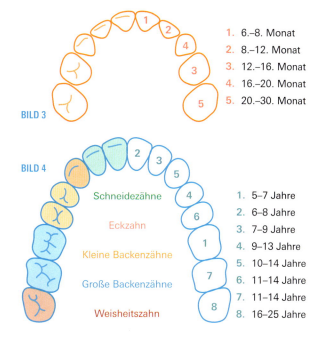

**BILD 1:** Dauergebiss: Jeder Zahn hat seine Funktion und seine Nummer.
**BILD 2:** Das Milchgebiss hat 20 Zähne.
**BILD 3:** Wann kommt welcher Zahn: Milchgebiss.
**BILD 4:** Wann kommt welcher Zahn: Dauergebiss.

Schnitt mit zirka einem halben Jahr durch. Zunächst kommen die beiden mittleren Schneidezähne, dann die seitlichen Schneidezähne, gefolgt vom ersten Milchbackenzahn, dem Eckzahn und dem zweiten Milchbackenzahn.

Im Alter von zirka sechs Jahren brechen die ersten bleibenden Zähne durch, und zwar die ersten großen Backenzähne, auch 6-er oder Sechs-Jahres-Molaren genannt. Sie kommen am Ende des Kieferbogens heraus.

Im selben Zeitraum beginnen einige Milchzähne zu wackeln. Die bleibenden Zähne, die im Kieferknochen herangereift sind, drängen in Richtung Mundhöhle. Durch das Vorrücken der Zahnkronen lösen sich allmählich die Wurzeln der darüber stehenden Milchzähne auf. Erst werden die Zähne dadurch lose, schließlich fallen sie ganz aus. In der ersten Phase des Zahnwechsels brechen zunächst die mittleren Schneidezähne durch, dann die seitlichen Schneidezähne.

Dann gibt es meist eine kleine Pause, in der Milchzähne und bleibende Zähne zusammen im Mund stehen. Die verbleibenden Milchzähne – Eckzahn und zwei Backenzähne – bilden die sogenannte Stützzone, die für den weiteren Zahndurchbruch sehr wichtig ist. Sie halten den Platz für ihre bleibenden Nachfolger frei.

In der zweiten Phase des Zahnwechsels ab zirka neun Jahren bricht dann der zweite kleine bleibende Backenzahn durch, gefolgt vom Eckzahn und dem ersten kleinen bleibenden Backenzahn.

Frühestens mit 11 Jahren kommt am Ende des Zahnbogens der zweite große Backenzahn zum Vorschein.

Es gibt Frühzahner und Spätzahner, die Durchbruchszeiten können bei Kindern also individuell sehr verschieden sein.

Die Weisheitszähne lassen sich dann noch einmal Zeit mit ihrem Erscheinen, frühestens brechen sie mit 16 Jahren durch. Bei manchen sind sie gar nicht erst angelegt oder liegen falsch.

**MUND GANZ GESUND**

BILD 1: So ist der Zahn aufgebaut.
BILD 2: Eltern sollten nicht nur auf die Zahnpflege ihrer Kinder achten, sondern auch selbst bewusst putzen.

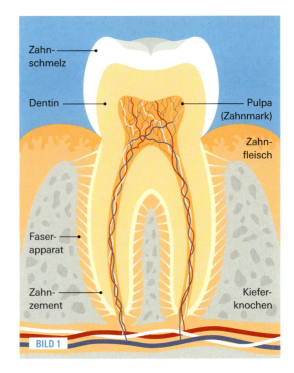

Auch andere Zähne können nicht angelegt sein, am häufigsten sind es die seitlichen kleinen Schneidezähne. Eventuell ist dann eine kieferorthopädische Behandlung nötig (siehe unseren test-Ratgeber Kieferorthopädie).

## So ist der Zahn aufgebaut

Ein Zahn besteht immer aus Krone und Wurzel. Er ist von Zahnfleisch umgeben, das am Übergang zwischen Krone und Wurzel am Zahn anliegt.

Die mit einer dünnen Schicht Zahnzement überzogene Zahnwurzel steckt im Kieferknochen. Sie wird durch feine Fasern in dem Knochenfach (Alveole) gehalten. Dieser Zahnhalteapparat (Parodontium) befestigt die Zähne in geringem Maß elastisch, sie können so besser den Kaudruck abfedern.

Im Inneren der Zahnwurzel liegt eine Höhlung. Eingebettet im Zahnmark (Pulpa) verlaufen dort Nervenstränge und Blutgefäße, die den Zahn versorgen. Sie treten durch eine Öffnung an der/n Wurzelspitze/n aus dem Zahn heraus.

Der Zahn besteht zum Großteil aus dem weicheren Zahnbein (Dentin), das von feinen Kanälen durchzogen ist. Die leiten äußere Reize wie zum Beispiel Hitze oder Kälte an den Zahnnerv weiter.

Die Zahnkrone ist nach außen hin mit hartem Zahnschmelz überzogen. Der Zahnschmelz ist das härteste Material, das der menschliche Körper produziert. Er kann mechanischen Belastungen gut standhalten, ist aber recht anfällig gegen Säuren.

## Wie man die Zähne gesund erhält

Die gute Nachricht gleich am Anfang: Die Deutschen haben immer bessere Zähne. Das zeigen die neuen Mundgesundheitsstudien der letzten Jahre immer wieder. Danach hat die Kariesrate in der Bevölkerung abgenommen. 70 Prozent der Zwölfjährigen haben heute ein gesundes, komplett kariesfreies Gebiss. Dafür sorgten

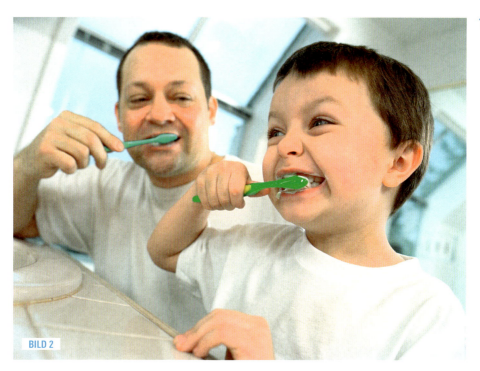
BILD 2

unter anderem höhere Fluoriddosen in den Zahnpasten, die Vorsorge- und Aufklärungsprogramme in den Schulen, Prophylaxeprogramme in den Zahnarztpraxen sowie die weitverbreitete Verwendung von fluoridiertem Speisesalz.

Außerdem achten die Eltern heute anscheinend mehr auf Zahnpflege – bei ihren Kindern und auch bei sich selbst.

Zahnerhaltende Behandlungen wie Füllungen und Wurzelbehandlungen nehmen zu. Immer mehr Menschen haben immer länger noch eigene Zähne im Mund.

Dabei steigt allerdings die Rate der Parodontitiserkrankungen. Das ist kein Wunder, denn die eigenen Zähne werden mit zunehmendem Alter anfälliger für diese Entzündung des Zahnhalteapparats. Mehr als 50 Prozent der Erwachsenen leiden darunter. Auch die Wurzelkariesrate hat zugenommen, weil im Alter durch den Rückgang des Zahnfleisches die Zahnwurzeln oft freigelegt werden, was sie anfällig macht.

### Zähneputzen spart Geld

Bakterielle Zahnbeläge (Plaque) verursachen die wichtigsten Zahnerkrankungen, nämlich Karies, Zahnfleischentzündung und Parodontitis (Entzündungen des Zahnhalteapparats). Haften Beläge längere Zeit ungestört am Zahn, werden sie durch die mineralischen Bestandteile des Speichels zu hartem Zahnstein. Der ist immer von Plaque besiedelt.

Wo keine Beläge kleben, können keine Erkrankungen entstehen. Ein sauberer Zahn wird nicht krank. Diese Erkenntnis ist so simpel, dass viele sie nicht ernst nehmen.

Zähneputzen ist ein Routinegeschäft, über das man nicht weiter nachdenkt. Zwar nehmen mehr als 70 Prozent der Erwachsenen zweimal täglich die Zahnbürste in die Hand, doch nicht alle wenden sie auch richtig an. Während beispielsweise in Berliner Kindergärten noch regelmäßig die Zahnputzfee vorbeischaut und den Kleinen erklärt, wie man die Beißer zu

## MUND GANZ GESUND

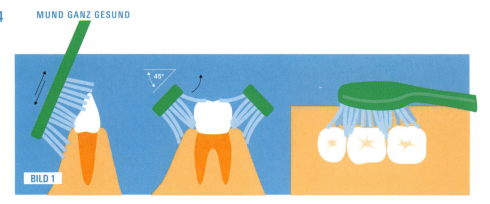

BILD 1

bürsten hat, kümmern sich die Großen eher selten um die richtige Putztechnik.

### PUTZSCHÄDEN NEHMEN ZU

Mit einer falschen Putztechnik, einer zu harten Bürste, zu viel Druck oder zu häufigem Putzen kann man seine Zähne beim Saubermachen schädigen. In den letzten Jahren haben solche Putzdefekte (Putzläsionen) erheblich zugenommen. Die Betroffenen haben sich im Bereich der Zahnhälse kerbenförmige Schrunden in das Zahnbein geschrubbt. Durch den zu energischen Einsatz der Bürste hat sich außerdem meistens auch das Zahnfleisch zurückgezogen.

### So werden die Zähne wirklich sauber

Zweimal täglich alle Zähne von allen Seiten putzen, das ist die aktuelle Empfehlung. Das dauert jeweils durchschnittlich zwei bis drei Minuten. Dabei kommt es nicht auf die Sekunde an, sondern darauf, dass man alle Zahnflächen systematisch bearbeitet und jeden Zahn einzeln putzt. Am besten legt man sich auf eine bestimmte Reihenfolge fest, die man immer einhält.

- Beginnen Sie zum Beispiel mit der schwer erreichbaren Backenzahnzone oben rechts, putzen Sie kontinuierlich nach oben links und dann wieder zurück nach oben rechts. Dabei sollten auf dem „Hinweg" die Außen- und auf dem „Rückweg" die Innenflächen der Zähne gereinigt werden.
- Das Gleiche wiederholen Sie bei der unteren Zahnreihe von unten rechts bis unten links und wieder zurück.
- Das kann man auch umgekehrt machen, aber wichtig ist, dass am Ende alle Zähne von innen und außen gereinigt wurden.
- Anschließend putzen Sie die oberen und unteren Kauflächen.

### Der richtige Umgang mit der Zahnbürste

Rabiates Hin- und Herschrubben bringt nicht viel, stattdessen sollte man rütteln und fegen: Man setzt dabei die Bürste mit sanftem Druck im 45-Grad-Winkel an den Außenflächen der Backenzähne an, dabei soll der Zahnfleischsaum in der Mitte liegen.

Mit rüttelnden Bewegungen lockern Sie zunächst die Zahnbeläge, gleichzeitig dringen die Borsten in die Zahnzwischenräume und die Zahnfleischfurche ein.

Anschließend fegen Sie Speisereste und lockere Beläge von rot nach weiß aus, das heißt jeweils vom Zahnfleisch zur Zahnkrone hin.

Das Gleiche wiederholen Sie an den Innenflächen.

Bei manchen Menschen löst das Putzen im unteren hinteren Backenzahnbe-

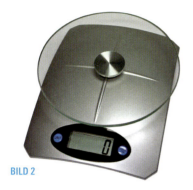

**BILD 1:** So setzen Sie die Zahnbürste richtig an.
**BILD 2:** Der Putzdruck sollte 150 Gramm nicht übersteigen. Damit Sie das richtige Gefühl dafür bekommen, drücken Sie einmal mit Ihrer Zahnbürste auf die Küchen- oder Briefwaage.

**BILD 2**

reich einen Würgereflex aus. Den kann man umgehen, indem man die Bürste von steil oben an den Zahnfleischrand hält.

Die Vorderzähne werden ebenso im 45-Grad-Winkel geputzt. Von außen ist das kein Problem. Um die Innenseiten der Vorderzähne im richtigen Winkel putzen zu können, hält man die Zahnbürste senkrecht wie einen Bleistift.

Zum Schluss putzen Sie die Kauflächen der Backenzähne mit rüttelnden Bewegungen, indem Sie die Zahnbürste so aufsetzen, dass die Borsten möglichst bis in die Grübchen und Vertiefungen (Fissuren) eindringen.

Der Putzdruck sollte 150 Gramm nicht übersteigen. Damit Sie das richtige Gefühl dafür bekommen, drücken Sie einmal mit Ihrer Zahnbürste auf die Küchen- oder Briefwaage.

 **AUCH DIE ZÄHNE HABEN PROBLEMZONEN**

Die am stärksten gefährdeten Bereiche sind die Rillen (Fissuren) auf den Kauflächen der Backenzähne, die engen Zahnzwischenräume und die Zahnoberflächen knapp über dem Zahnfleischsaum.

**Zahnzwischenräume brauchen Extrareinigung**
Ganz wichtig ist die Reinigung der Zahnzwischenräume (Approximalflächen), die immerhin 30 Prozent der Zahnoberflächen ausmachen. Da die Borsten der Zahnbürste nicht tief genug in diese Nischen eindringen können, sind unbedingt zusätzliche Putzhilfen nötig.

Interdentalbürsten, Zahnseide oder Zahnhölzer sollten einmal täglich eingesetzt werden. Das hat sich aber noch nicht bei allen Patienten herumgesprochen. Höchstens 5 bis 10 Prozent aller Deutschen benutzen solche zusätzlichen Reinigungsmittel. Pro Jahr werden hierzulande weniger als drei Prozent der tatsächlich empfohlenen Menge an Zahnseide verbraucht.

Zahnseide kann sehr nützlich sein, um Beläge zu lösen, aber nur, wenn sie richtig angewendet wird. Ist das nicht der Fall, kann eine Mundspüllösung sogar besser gegen schädliche Bakterien wirken (siehe Seite 21). Ob die Zahnseide vor oder nach dem Putzen eingesetzt wird, spielt keine Rolle.

So geht's:
- Ein etwa 50 cm langes Fadenstück wird abgespult, abgerissen und ein möglichst kurzer Fadenabschnitt so zwischen beiden Zeigefingern gespannt, dass der Faden mit sanftem Druck und sägenden Bewegungen von oben zwischen zwei Zähne gezogen werden kann. Dabei muss der enge Kontaktpunkt der Zähne überwunden werden.

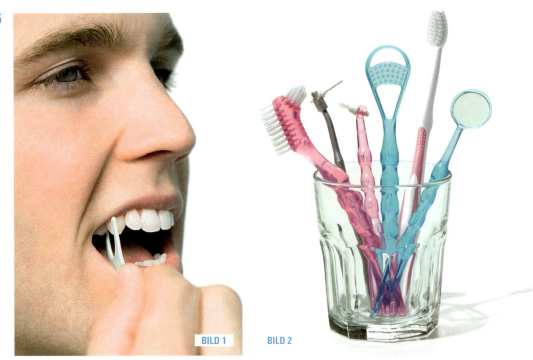

**BILD 1:** Mit Zahnseidehaltern gelingt die Reinigung der Zahnzwischenräume meist leichter.
**BILD 2:** Zahnpflegezubehör: Zahnbürsten, Zahnzwischenraumbürsten, Zungenreiniger

- Auf dem Zahnfleisch angekommen, legen Sie den Faden in die Zahnfleischfurche des vorderen Zahnes und streifen nach oben hin die Beläge von der Oberfläche ab. Das Gleiche wiederholen Sie am hinteren Zahn des Zwischenraums.
- Dann ziehen Sie das Zahnseidestück seitlich oder nach oben heraus und führen den nächsten, noch unbenutzten Fadenabschnitt in den nächsten Zahnzwischenraum.

Keinesfalls soll man mit dem straff gespannten Faden auf dem Zahnfleisch „herumsäbeln" und es auf diese Weise vielleicht sogar verletzen. Ist der benutzte Zahnseideabschnitt bei korrekter Anwendung nach dem Herausziehen allerdings blutig, ist das Zahnfleisch an dieser Stelle vermutlich bereits entzündet.

### ZAHNSEIDEHALTER ERLEICHTERN DIE HANDHABUNG

Wer mit den Fingern nicht so feinfühlig ist, kann zum Zahnseidehalter greifen. Es lohnt sich, die Preise der verschiedenen Anbieter zu vergleichen. Mit dem zwischen die zwei Enden der Gabel eingeklemmten Fadenstück gelingt die Reinigung der Zahnzwischenräume meist leichter. Verwenden Sie für jeden Zwischenraum ein neues Stück Faden.

Ob ungewachste oder gewachste Zahnseide besser reinigt, darüber streiten nach wie vor die Experten. Die gewachste Zahnseide rutscht leichter in sehr enge Zahnzwischenräume und fasert nicht so schnell auf, reinigt aber daher vielleicht auch weniger gründlich. Jeder sollte einfach ausprobieren, womit er besser zurechtkommt.

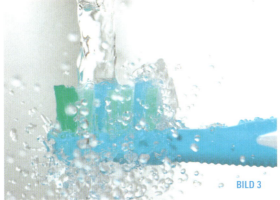 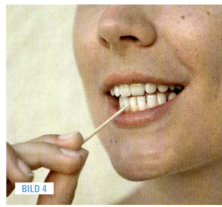

**BILD 3**: Die Bürste sollte nach jedem Gebrauch mit fließendem Wasser ausgespült werden und am Waschbeckenrand ausgeklopft werden.
**BILD 4**: Die runden Zahnstocher, die man nach dem Essen gereicht bekommt, ersetzen nicht die dreieckigen Zahnhölzer für die Reinigung der Zahnzwischenräume.

Einige Zahnseidefabrikate sind mit Fluorid (stärkt den Zahnschmelz) oder einer antibakteriellen Lösung (bekämpft Kariesbakterien) getränkt, das bietet einen zusätzlichen Nutzen, weil diese Wirkstoffe beim Reinigen an besonders schlecht erreichbare Zahnzonen gebracht werden. Sorten mit Minzgeschmack, der Frische und Sauberkeit suggeriert, machen den Gebrauch angenehmer.

Flauschzahnseide mit einem verstärkten Ende ist besonders für Träger von Brücken oder implantatgetragenem, festsitzendem Zahnersatz geeignet. Das feste Fadenstück macht es leichter, das Ende unter den künstlichen Zähnen hindurchzuschieben, beim Hin- und Herziehen kann der flauschige Teil dann sanft den Bereich zwischen Zahnersatz und Zahnfleisch säubern.

Interdentalbürsten gibt es in vielen verschiedenen Größen. Diese kleinen Zahnzwischenraumbürsten erfordern weniger Aufwand und eine nicht so hohe Geschicklichkeit wie die Anwendung von Zahnseide. Sie sind bei größeren Zahnzwischenräumen auch effizienter. Sie funktionieren nach dem Prinzip eines Flaschenreinigers: Der Bürstenkopf wird in den Zwischenraum geführt und vor und zurück bewegt.

Patienten, die eine Brücke tragen, können damit gut den Spalt zwischen Zahnersatz und Zahnfleisch reinigen. Ältere Leute, bei denen das Zahnfleisch nicht mehr intakt ist, sollten generell zu den schonenderen Interdentalbürsten greifen.

Zahnhölzer funktionieren ähnlich wie Zahnstocher, haben aber einen dreieckigen Querschnitt. Man schiebt sie in die Zwischenräume und schabt sie mit feilenden Bewegungen aus. Zahnhölzer sollen nicht zwischen den Vorderzähnen angewendet werden, um nicht den empfindlichen Zahnfleischzipfel zwischen den Zähnen (Papille) zu irritieren.

### Welche Bürste ist die beste?

Die Zahnbürste sollte keinen allzu großen Kopf haben, damit man beim Bürsten auch die schwierige Zone der hinteren Backenzähne erreicht.

Die Borsten sollen in Büscheln angeordnet und oben abgerundet sein, damit sic nicht das Zahnfleisch irritieren. Günstig dafür sind weiche Bürsten, die meist unter der Bezeichnung „sensitive" im Handel sind. Sie sind vor allem auch für Men-

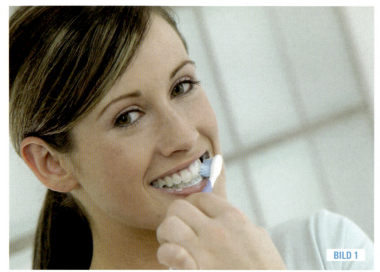
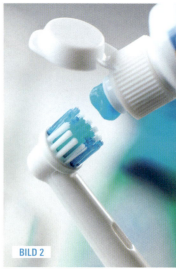

BILD 1   BILD 2

schen mit freiliegenden Zahnhälsen und der Neigung zu einem allzu intensiven Putzen zu empfehlen. Allerdings reinigen weiche Zahnbürsten etwas schlechter als harte.

Die Bürste sollte nach jedem Gebrauch mit fließendem Wasser ausgespült werden, Wasser und Zahnpastareste klopft man dann am Waschbeckenrand aus.

Spätestens nach drei Monaten sollte man die Zahnbürste wechseln: Struppige, abstehende Borstenbüschel können nicht mehr so gut in die Ecken und Nischen eindringen. Außerdem können sich auf den spröde gewordenen Borsten Bakterien ansiedeln.

Klarer Vorteil für Synthetik: Bürsten mit Naturborsten sind anfälliger für bakterielle Verunreinigungen, zerfasern leichter und können dann das Zahnfleisch verletzen.

### Elektrisch geht's einfacher

Grundsätzlich gilt: Wer selbst nicht immer so akribisch putzt, reinigt seine Zähne besser und leichter mit einer elektrischen Reinigungshilfe. Außerdem sind sie gut geeignet für ältere Menschen, bei denen die Geschicklichkeit der Hände nachgelassen hat. Aber auch die elektrischen Zahnbürsten erreichen bei perfekter Anwendung höchstens 90 Prozent der Zahnoberfläche, das ergaben Tests. Wenn die Handzahnbürste von einem geschulten Menschen oder einer zahnärztlichen Fachkraft bedient wird, erzielt sie fast genauso gute Reinigungsergebnisse. Die Zahnzwischenräume müssen aber in jedem Fall mit Zahnseide oder einer Interdentalbürste gesäubert werden.

Bei herkömmlichen Elektrobürsten mit rundem Kopf rotiert die Bürste hin und her, schwingt gleichzeitig vor und zurück und führt die Putzbewegung so von allein aus. Es ist dennoch wichtig, dass man das Gerät langsam, systematisch und mit sanftem Druck über alle Zahnflächen und gerade auch in die Spalträume führt.

Auch bei Elektrozahnbürsten gilt: Zuviel Druck schadet dem Zahnschmelz und irritiert das Zahnfleisch. Praktisch: Manche Geräte haben einen eingebauten Drucksensor, der bei zuviel Druck zum Beispiel aufleuchtet.

Elektrobürsten mit eingebauter Uhr erleichtern die Zeitkontrolle. Die meisten Menschen haben bereits nach 50 Sekunden das Gefühl, sie hätten zwei Minuten geputzt.

**BILD 1:** Die Zahnbürste sollte keinen allzu großen Kopf haben, damit man beim Bürsten auch die schwierige Zone der hinteren Backenzähne erreicht.
**BILD 2:** Mit elektrischen Bürsten lassen sich die Zähne einfacher sauberhalten.

### IST DAS ZAHNFLEISCH ENTZÜNDET, HILFT PUTZEN

Ist das Zahnfleisch erst einmal rot, geschwollen, schmerzhaft und blutet bei Berührung, hilft nur gründliches Putzen, gerade in den betroffenen Bereichen. Nach ein, zwei Wochen klingt die Entzündung dann meist wieder ab. Tut sie das nicht, sollte man zum Zahnarzt gehen.

Schallzahnbürsten schwingen in einer höheren Frequenz als die herkömmlichen Elektrobürsten. Aber nicht der Schall, sondern die Borstenbewegungen reinigen die Zähne. Diese Zahnbürsten entfernen die Beläge nicht gründlicher, sie sind allerdings einfacher in der Anwendung. Man setzt sie an, ohne Druck auszuüben, und verwendet dazu am besten eine schonende Zahncreme mit einem geringen Anteil an scheuernden (abrasiven) Bestandteilen. Sonst droht auch hier die Gefahr, dass man sich auf Dauer den Zahnschmelz abschmirgelt. Die starken Vibrationen der Schallzahnbürsten an Lippen und Zähnen werden von einigen Menschen auch als unangenehm empfunden.

Ultraschallzahnbürsten vibrieren mit einer noch höheren Frequenz. Sie entfernen die Beläge nicht durch Reibung und Druck, sondern durch den Ultraschall. Ultraschallbürsten werden mit speziellen Zahncremes angeboten. Der Ultraschall soll im Mund Millionen von Mikrobläschen erzeugen, die selbst in enge Zahnzwischenräume und Zahnfleischtaschen eindringen, dort explodieren und so die Beläge vom Zahn sprengen. Die von den Herstellern versprochene bessere Wirksamkeit ist allerdings wissenschaftlich nicht erwiesen und zweifelhaft.

Elektrische und Schallzahnbürsten sind in ähnlichen Preiskategorien erhältlich. Die teureren Versionen reinigen nicht besser als die preiswerten, die batteriebetriebenen Bürsten erreichen aber oft nicht die gleiche Leistung wie die Geräte mit Akkubetrieb. Die Ersatzköpfe sind nicht billig. Hier lohnen sich Preisvergleiche.

### RAUCHEN SCHADET DEN ZÄHNEN

Raucher bekommen nicht nur gelbe Zähne, sondern laufen auch eher Gefahr, diese zu verlieren. Denn Raucher sind generell anfälliger für Zahnfleischentzündungen und Parodontitis. Der Konsum von Zigaretten vermindert die körpereigenen Abwehrkräfte, das Zahnfleisch wird nicht mehr so gut durchblutet. Implantate heilen schlechter ein oder drohen eher verloren zu gehen.

### Zahnpasta ist der beste Kariesschutz

Nicht zuletzt hat sich die Mundgesundheit der Deutschen durch den flächendeckenden Gebrauch von fluoridhaltigen Zahncremes verbessert. Fluoride sind ungiftige Salze des Elements Fluor, sie sind wichtig für den Aufbau von Knochen und Zähnen. Fluoride härten den Zahnschmelz, indem sie ihm helfen, durch Säuren herausgelöste Mineralien wieder in seine Struktur einzubauen. Stellen, an denen der Zahnschmelz bereits durch Kariesbakterien an-

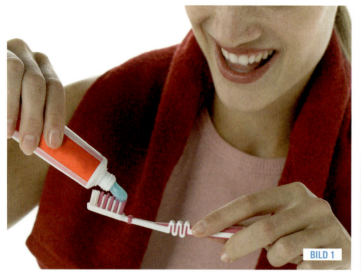
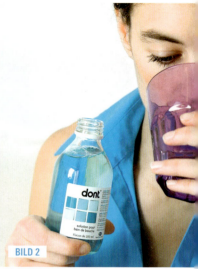

BILD 1  BILD 2

gegriffen, also entkalkt ist, verfärben sich weißlich. Diese „white spots" können durch Fluoride repariert, also wieder mit Mineralien aufgefüllt und so gehärtet werden. Die Erwachsenenzahnpasta soll 1000 bis 1500 ppm (parts per million) Fluorid enthalten.

Außerdem enthält Zahnpasta Putzkörper (Kreide oder Silikatverbindungen), die die Zahnoberfläche wie ein Scheuermittel reinigen. Sie sollten nicht zu grob sein, die Zahnpasta darf nicht auf den Zähnen knirschen.

„Oberflächenaktive Substanzen" wie Tenside führen zur Schaumbildung. Der bringt die Wirkstoffe der Zahncreme in die kleinsten Nischen und transportiert Schmutzpartikel weg.

Aromazusätze wie Minze sorgen für ein Frischegefühl oder festigen das Zahnfleisch (Salbei).

Für freiliegende Zahnhälse wurden spezielle Zahnpasten entwickelt, die schonender reinigen und Wirkstoffe enthalten, die diese sensiblen Zonen unempfindlicher machen; sie heißen meist „sensitiv" oder „sensible". Diese Zahncremes wirken unterstützend, können aber das Problem nicht lösen.

Zahnpasten gegen Zahnverfärbungen enthalten oft gröbere Putzpartikel, sie sollen nicht täglich und nicht bei Patienten mit freiliegenden Zahnhälsen eingesetzt werden. Eine vergleichsweise schonende Aufhellung ermöglicht zum Beispiel „Beauty Pearls" von Perlweiß.

Einige Pasten hemmen die Neubildung von Zahnstein oberhalb des Zahnfleischrands (Wirkstoff unter anderen: Zinkchlorid), bestehenden Zahnstein entfernen können sie nicht.

Andere hemmen mit antibakteriellen Substanzen (Chlorhexidin, Triclosan) die Neubildung von Plaques. Pflanzenextrakte sind in dieser Hinsicht wirkungslos.

Zahnpastas gegen Mundgeruch ersetzen nicht die Zahn-, Zahnzwischenraum- und Zungenreinigung.

### Und einmal pro Woche Fluoridgel

Zusätzlich sollte man nach dem Putzen einmal in der Woche Fluoridgel wie zum Beispiel „Elmex Gelee" mit der Zahnbürste auf die Zähne auftragen. Die Gels enthalten acht Mal soviel Fluorid wie die Zahnpasta. Die Zähne mit dem Gel wie mit einer Zahnpasta zu bürsten, ist wegen der darin enthaltenen Säuren allerdings

**BILD 1:** Das in der Zahnpasta enthaltene Fluorid ist der beste Kariesschutz.
**BILD 2:** Mit Mundspüllösungen lassen sich Karies und Zahnfleischentzündungen effektiv vorbeugen.

nicht zu empfehlen. Man lässt das Gel anschließend einwirken, ein Nachspülen mit Wasser würde die Wirksamkeit der Behandlung reduzieren. So bleibt die Fluoridschicht länger auf den Zähnen.

In Ausnahmefällen kann der Zahnarzt das Fluoridgel bei Kindern und Jugendlichen im Alter von sechs bis 18 Jahren verschreiben, ansonsten ist es privat zu bezahlen.

### Reinigende Flüssigkeiten?

Mundduschen können nur Speisereste wegspülen, auf die Beläge der Zahnoberflächen haben sie keine Wirkung. Sie sind keinesfalls dazu geeignet, tiefe Zahnfleischtaschen auszuspülen, für Menschen mit Zahnfleischentzündungen und Parodontitis damit nicht zu empfehlen.

Mundspüllösungen können von Nutzen sein, ihr Gebrauch ist aber für die gute Zahnreinigung nicht erforderlich.

Es gibt Mundspüllösungen speziell für freiliegende Zahnhälse. Sie sollen täglich nach dem Zähneputzen angewendet werden. Man bewegt sie nach dem Putzen im Mund und spuckt den Rest dann aus, ohne mit Wasser nachzuspülen. So können sich die in der Lösung enthaltenen Wirkstoffe auf den betroffenen Stellen absetzen und helfen, die erhöhte Empfindlichkeit der Zahnhälse herabzusetzen.

---

**TIPP** **Trockener Mund ist ungesund**

Ein gesunder Mensch produziert am Tag zwischen einem halben und einem Liter Speichel. Der ist wichtig für die Zahngesundheit. Der Speichel spült Speisereste weg, neutralisiert die Säuren, die den Zahnschmelz angreifen, und führt dem Zahnschmelz Mineralien zu. Er schützt, repariert und härtet die Zähne.

Menschen, die unter Mundtrockenheit leiden, haben daher ein deutlich erhöhtes Kariesrisiko.

Die Mundtrockenheit kann verschiedene Gründe haben. Entweder man atmet durch den Mund statt durch die Nase. In dem Fall sollten die Gründe geklärt (eventuell Polypen?) und beseitigt werden. Bei anderen wird die Trockenheit durch Medikamente oder bestimmte Erkrankungen ausgelöst. Auch mit fortschreitendem Alter nimmt der Speichelfluss allmählich ab.

Die Speichelbildung wird am besten und einfachsten angeregt, indem man viel trinkt und harte, ballaststoffreiche Kost wie Karotten oder Nüsse kaut.

Bei Prothesenträgern ist das allerdings leichter gesagt als getan, weil sie mit dem Zahnersatz unter Umständen nicht mehr so gut zubeißen können. Dann kann man auch immer wieder einmal zuckerfreie Bonbons lutschen.

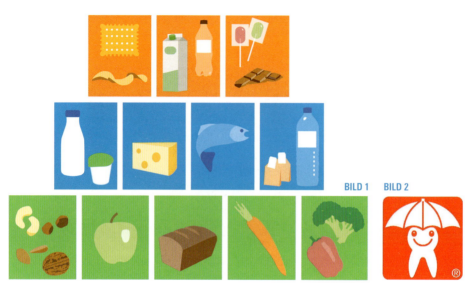

**BILD 1:** Lebensmittelpyramide für die zahngesunde Ernährung
**BILD 2:** Süßigkeiten mit dem Zahnmännchen-Signet schaden den Zähnen nicht.

Mundspüllösungen mit antibakteriellen Wirkstoffen wie Chlorhexidin reduzieren nachweislich die Bakterienzahl im Mund und damit die Karies- und Parodontitisgefahr. Sie sollen aber ohne Rücksprache mit dem Zahnarzt nicht länger als drei Wochen angewendet werden, denn bei längerem Gebrauch können sie die Zähne bräunlich verfärben, auch beeinträchtigen sie den Geschmackssinn. Achtung: Einige Mundspüllösungen enthalten Alkohol.

Mundwässer gegen Mundgeruch (Halitosis) haben nur einen kurzzeitigen Effekt – nämlich direkt nach dem Gurgeln. Ursache für den unangenehmen Geruch können Speisereste zwischen den Zähnen oder unter einer Brücke sein, die sich allmählich zersetzen. Da hilft nur Saubermachen. Auslöser für Mundgeruch sind aber vor allem auch Bakterien, die sich in den tiefen, feuchten Furchen auf dem hinteren Teil der Zunge angesiedelt haben. Diesen weißlichen Belag schabt man am besten regelmäßig mit einem flachen Zungenreiniger ab. Bei manchen Menschen löst die Bearbeitung des hinteren Zungenteils allerdings einen unangenehmen Würgereflex aus.

### Gute Ernährung stärkt die Zähne

Mit einer gesunden Ernährung tut der Mensch seinen Zähnen etwas Gutes. Die Ernährung soll vollwertig und ausgewogen sein, betonen Zahnärzte. Man muss nicht rigoros auf alles verzichten, was den Zähnen schaden könnte, wie etwa eine Grapefruit zum Frühstück oder das süße Stück Baisertorte zum Kaffee, wenn man einige Grundregeln beherzigt.

- Rohkost und Vollkornprodukte sind grundsätzlich empfehlenswert, denn sie müssen gut gekaut werden. So

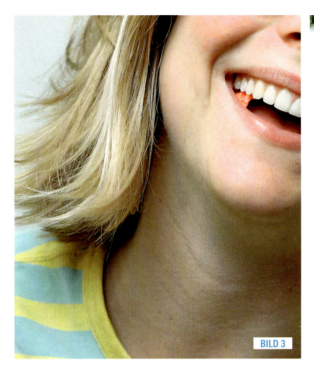
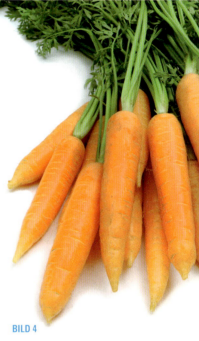

**BILD 3:** Wer nach dem Mittagessen keine Zeit oder Möglichkeit zum Zähneputzen hat, kann einen Zahnpflegekaugummi kauen und so die Kariesgefahr verringern.
**BILD 4:** Eine Karotte als Zwischenmahlzeit ist besser als eine Banane, die mehr Zucker enthält.

wird mehr Speichel gebildet. Harte, faserreiche Kost schleift beim Kauen zusätzlich Beläge von den Zahnoberflächen.

- Milch und Käse, gelbe, rote und grüne Gemüse (zum Beispiel Brokkoli, Paprika, Petersilie), Früchte sowie Weizenkeime und fetter Seefisch (zum Beispiel Hering) enthalten besonders viele Vitamine und Mineralien, die Zahnfleisch und Zähne stärken und schützen. Sie spenden Fluorid, das die Zähne härtet und remineralisiert, Folsäure und Vitamin E, die Entzündungen des Zahnfleisches hemmen, die Zahn- und Knochenbausteine Kalzium, Phosphor und Vitamin D sowie Vitamin A, das die Schleimhäute stärkt.
- Drei Haupt- und zwei Zwischenmahlzeiten am Tag sind in Ordnung. Als Zwischenmahlzeit sollte man lieber zu Gemüse, Obst oder Nüssen als zu süßen oder salzigen Snacks greifen. Aber auch da gibt es Unterschiede: Ein Apfel, eine Karotte oder ein Stück Staudensellerie ist besser als eine Banane, die mehr Zucker enthält und wegen ihrer klebrigen Konsistenz länger mit den Zähnen in Kontakt bleibt. Die sollte man dann lieber zum Frühstück essen, da man danach ja sowieso seine Zähne putzt. Günstig als Zwischenmahlzeit sind auch Milchprodukte, von denen man zwei Portionen am Tag zu sich nehmen sollte. Mit Fetten und Eiweißen können die karieserzeugenden Bakterien nichts anfangen.
- Süßigkeiten mit dem Zahnmännchen-Signet schaden den Zähnen nicht, sie sind säurearm und enthalten Zuckeraustauschstoffe oder künstliche Süßstoffe, aber keinen Zucker. Erwachsene

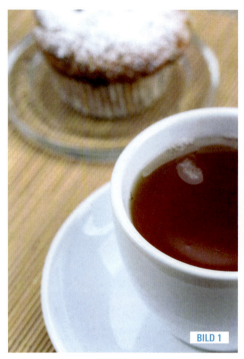
BILD 1

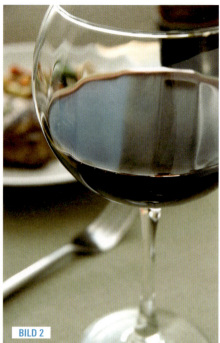
BILD 2

sollten von den Produkten mit dem Zahnmännchen allerdings nicht mehr als 30 bis 50 Gramm pro Tag konsumieren, sonst haben diese eine abführende Wirkung.
- Wer nach dem Mittagessen keine Zeit oder Möglichkeit zum Zähneputzen hat, kann einen Zahnpflegekaugummi kauen und so die Kariesgefahr verringern. Zahnfreundliche Kaugummis sind auf der Packung mit dem Zahnmännchen mit dem Schirm gekennzeichnet. Das Kauen regt den Speichelfluss an, der schwemmt die Speisereste weg und hilft, den angestiegenen Säurepegel in der Plaque schnell auszugleichen.
- Verwenden Sie im Haushalt fluoridiertes Speisesalz.
- Wer zu süßem Gebäck eine Tasse ungesüßten schwarzen oder grünen Tee trinkt, kann den in der Leckerei enthaltenen Zucker verdünnen. Die im Tee enthaltenen Pflanzenstoffe bekämpfen Karies verursachende Bakterien. Im Speichel hemmen sie ein Enzym, das Stärke in Zucker umwandelt. Schwarzer Tee enthält zudem Fluorid.
- Der allgemeine Trend zu einer gesünderen Ernährung hat aber nicht nur positive Folgen für die Zahngesundheit: Säuren, wie sie zum Beispiel in Limonaden, sauren Süßigkeiten, Wein, Essig, Obstsäften und auch in einer aufgelösten Vitamin-C-Brausetablette enthalten sind, greifen bei exzessivem Genuss die Oberfläche des Zahnschmelzes an. Bundesweit sind bereits bei bis zu 17 Prozent der 35- bis 44-Jährigen säurebedingte Zahnschäden (Erosionen) festzustellen, die sich als flache Auswaschungen an Schmelz und Zahnbein (Dentin) zeigen.

**BILD 1:** Im Tee enthaltene Pflanzenstoffe bekämpfen Karies verursachende Bakterien.
**BILD 2:** Säurehaltige Lebensmittel greifen bei exzessivem Genuss die Oberfläche des Zahnschmelzes an.
**BILD 3:** Zuckerhaltiges besser nicht stundenlang lutschen.

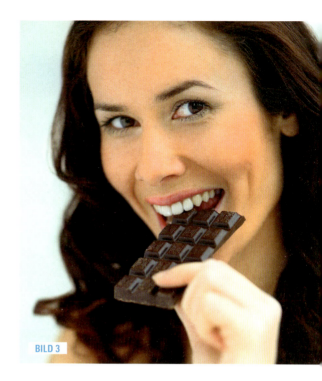

BILD 3

## NACH SAUREM NICHT GLEICH DIE ZÄHNE PUTZEN

Nach dem Genuss von Saurem soll man nicht gleich anschließend die Zähne putzen. Der von den Säuren angegriffene Zahnschmelz wird dann durch das Bürsten zusätzlich beschädigt. Empfohlene Wartezeit: mindestens 30 Minuten. Wer die Wartezeit nicht einhalten kann, sollte aber besser gleich die Zähne putzen als es ganz sein zu lassen. Im Zweifel ist der Kariesschutz durch die Fluoride in der Zahnpasta wichtiger.

- Der größte Feind der Zahnhartsubstanz ist Zucker in jeder Form, auch als Honig, Sirup oder Traubenzucker. Im Mund vorhandene Bakterien wandeln den Zucker in eine Art Kleister um, der den Bakterien hilft, sich an der Zahnoberfläche festzuheften. So entstehen Beläge, auf denen sich weitere Bakterien ansiedeln und vermehren. Diese nehmen Zucker auf und bauen ihn zu Säuren ab, die dem Zahnschmelz wichtige Mineralien wie Kalzium und Phosphat entziehen.

Ein totales Zuckerverbot ist aber unsinnig, es kommt vielmehr auf den richtigen Umgang mit dem Naschwerk an. Am gefährlichsten ist es, wenn ein erhöhter Zuckerpegel über einen längeren Zeitraum besteht oder wenn er immer wieder ansteigt. Von daher ist es für die Zahngesundheit also besser, eine Tafel Schokolade auf einmal zu verdrücken, als sich über Stunden hinweg immer wieder mal ein Stück in den Mund zu schieben und genüsslich zu lutschen. Klar: Es muss ja auch nicht immer eine ganze Tafel sein, die unsere Sinne erfreut.

Oder: Einen süßen Nachtisch sollte man sich lieber direkt nach dem Mittagessen gönnen, statt erst einmal eine Esspause einzulegen und den Schokoriegel dann später zum Nachmittagskaffee auszuwickeln.

**BILD 1:** Stärkehaltige Produkte werden im Mund zu Zucker umgebaut.
**BILD 2:** Verborgene Süße steckt auch in eingelegten Gurken.
**BILD 3:** Es kann während der Schwangerschaft verstärkt zu Zahnfleischentzündungen kommen.

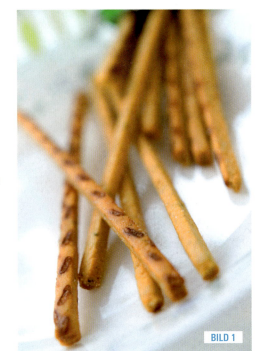
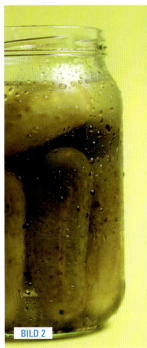

### TIPP FÜR NASCHKATZEN
Wer mehr Süßigkeiten isst und sich gut die Zähne putzt, bekommt weniger Karies als derjenige, der weniger Süßigkeiten isst, dafür aber mit der Zahnbürste nachlässig umgeht!

- Viele Nahrungsmittel enthalten Zucker, von denen es einem gar nicht bewusst ist: Apfelsaft enthält ganz natürlich Fruchtzucker, auch wenn auf der Packung mit dem Slogan „ohne Zuckerzusatz" geworben wird. Gemeint ist damit nur der Zusatz von Rohr- oder Rübenzucker.
Verborgene Süße steckt auch in Ketchup, Nudelsaucen, Tütensuppen, Fruchtjoghurts, Salatdressing, Panaden, Gewürzgurken, Obstkonserven und Fertigbackwaren. Die Zucker können sich auf der Inhaltsbeschreibung hinter Begriffen wie „Glukose", „Glukosesirup", „Maltose", „Malzextrakt" oder „Saccharose" verbergen.

- In Getränken sind die meisten Zucker versteckt, in einer Dose Cola (330 ml) sind es etwa zwölf Stücke Würfelzucker. Obendrein enthalten Cola-Getränke und Fruchtbrausen als Konservierungsmittel Zitronensäure, die dem Zahnschmelz zusätzlich zusetzt.

- Auch stärkehaltige Produkte wie Kartoffelchips, Cornflakes, Cracker und Salzstangen werden im Mund in Zucker umgewandelt. Ein Enzym im Speichel spaltet die langkettigen Kohlenhydrate nach und nach in kurzkettige Kohlenhydrate auf, das sind Zucker. Der Stärkebrei bleibt außerdem auch noch besonders lange im Mund, weil er sich wie ein zäher Film auf die Zähne legt.

### Zahnpflege von Mutter und Kind
Werdende Mütter sollten sich in jedem Fall gesund und vollwertig ernähren, um genügend Vitamine und Mineralstoffe aufzunehmen. Eine besondere zahngesunde

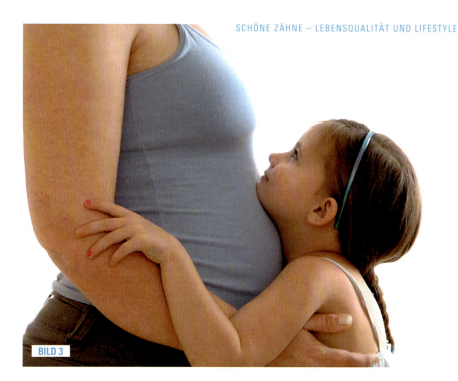

BILD 3

Ernährung während der Schwangerschaft ist nicht nötig.

Der alte Spruch: „Jedes Kind kostet einen Zahn" gilt schon lange nicht mehr. Mütter sind nur dann anfälliger für Karies, wenn sie sich in der Zeit anders ernähren oder es mit der Mundhygiene nicht so genau nehmen. Es kann während der Schwangerschaft allerdings verstärkt zu Zahnfleischentzündungen kommen, weil das Zahnfleisch durch die Hormonumstellung aufgelockert und stärker durchblutet ist. Aber auch die Entzündung kann nur dann entstehen, wenn die entsprechenden Bakterien mangels guter Mundpflege aktiv werden.

Schlechte Zähne sind übrigens nicht vererbbar, eher werden schlechte Angewohnheiten wie ungesunde Ernährung und ungenügende Mundhygiene in den Familien „vererbt".

Durch Geburtskomplikationen oder Ernährungsmängel nach der Geburt kann es beim Kind aber zu entwicklungsbedingten Defekten von Zahnschmelz und Zahnbein kommen.

### Zahnbehandlung bei Schwangeren

Die Zahngesundheitsvorsorge für das Kind beginnt mit der sorgfältigen Zahnpflege der Mutter. Deshalb sollte jede Frau während einer Schwangerschaft zweimal die Zahnarztpraxis aufsuchen und möglichst eine professionelle Zahnreinigung machen lassen. Dabei kann sich die werdende Mutter auch Tipps für die Zahngesundheit ihres Kindes holen.
Zahnbehandlungen dagegen sollten in dieser Zeit nur vorgenommen werden, wenn sie zwingend nötig sind. Denn für das Ungeborene sind die ersten drei Monate der Schwangerschaft die empfindlichste Periode überhaupt. Es ist die Phase, in der die Organe angelegt werden. Damit ist die Gefahr einer Missbildung in dieser Zeit am größten.
Stress und Schmerzen durch eine Zahnbehandlung sollten in der Zeit vermieden

**BILD 1:** Stillen ist gut für die Mundgesundheit.
**BILD 2:** Ein Kleinkind sollte in der Nacht gar nicht und auch tagsüber nicht stundenlang an einer Nuckelflasche mit süßen Getränken saugen.
**BILD 3:** Daumennuckeln drückt die oberen Schneidezähne nach vorn und hebelt die unteren nach hinten.

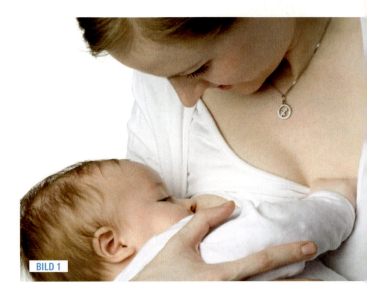

BILD 1

werden, ebenso wie das Röntgen, das man auch danach auf das Nötigste begrenzen sollte.

Ein günstiger Zeitpunkt für eine unbedingt notwendige Zahnbehandlung ist das zweite Schwangerschaftsdrittel. Große belastende Eingriffe (Kronen, Brücken, Zähne ziehen) sollte der Zahnarzt aber besser auf die Zeit nach der Geburt verschieben. Auch Amalgamfüllungen (siehe Seite 56) sollen bei Schwangeren weder gelegt noch entfernt werden.

Als lokales Betäubungsmittel ist der Wirkstoff Articain geeignet, der weder dem Ungeborenen noch dem Stillkind schadet. Bei Schmerzmitteln ist als einziger Wirkstoff Paracetamol erlaubt. Werden Antibiotika notwendig, kann die werdende Mutter – wenn es sich nicht vermeiden lässt – Penicilline und Cephalosporine nehmen.

Im dritten Schwangerschaftsdrittel könnte es für eine Frau unangenehm werden, wenn der Zahnarzt die Behandlung in Rückenlage durchführt, da die Gebärmutter auf die Blutadern im Bauchraum drücken kann.

### Stillen ist gut für die Mundgesundheit

Ist das Kind auf der Welt, kann die Mutter vom ersten Tag an etwas für seine Mundgesundheit tun: Stillen. Das Stillen unterstützt das Kieferwachstum. Das Saugen an der Mutterbrust trainiert die Lippen-, Wangen- und Zungenmuskulatur, die dabei stärker beansprucht wird als beim Saugen an der Flasche. Die braucht das Kind später für das Kauen und Sprechen.

Mit etwa einem halben Jahr brechen beim Säugling die ersten Zähnchen durch. Das Zahnfleisch kann dabei spannen, jucken, gerötet oder geschwollen sein. Manche Kinder habe rote „Zahnbäckchen" und auch Fieber. Gegen Zahnungsbeschwerden helfen Zahnfleischgels wie „Dentinox" und „Dynexan", die schmerzlindernde und entzündungshemmende Substanzen enthalten. Man kann dem Kind auch einen harten Gummiring zum Beißen und Kauen geben.

Zähne lassen sich durch Druck und Zug etwas bewegen. Daumennuckeln drückt die oberen Schneidezähne nach vorn und hebelt die unteren nach hinten. Kieferorthopäden halten den Schnuller (kleinste Größe) daher für die bessere Alternative. Doch auch der Schnuller ist ein

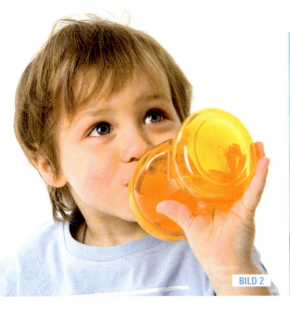
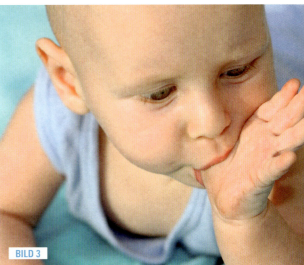

BILD 2    BILD 3

Fremdkörper im Mund und kann bei eifrigen Saugern zu Fehlbildungen führen, zum Beispiel zum offenen Biss, bei dem eine Lücke zwischen den oberen und unteren Frontzähnen klafft.

Bis zu seinem dritten Geburtstag sollen dem Kind Daumen oder Schnuller abgewöhnt werden. Beim Schnuller ist das leichter. Man kann beispielsweise ein kleines Loch in den Schnuller schneiden, um die Luft herauszulassen.

Auch die Schnullerfee hat sich bewährt: Abends wird der geliebte Seelentröster unter das Kopfkissen gelegt, am nächsten Morgen ist er weg – dafür hat die Schnullerfee ein Geschenk gebracht.

### Die Trinkflasche ist kein Nuckelersatz

Ein Kleinkind sollte in der Nacht gar nicht und auch tagsüber nicht stundenlang an einer Nuckelflasche mit süßen Getränken saugen. Wenn die Zähne andauernd mit Zucker umspült werden, kann der Speichel nicht zum Zuge kommen, der den Zahnschmelz wieder mit Mineralien auffüllt. Besonders schädlich ist es daher auch, eine Flasche mit süßem Inhalt zur Beruhigung oder zum Einschlafen zu geben. Das alles kann zur Nuckelflaschenkaries führen, die insbesondere die oberen Schneidezähne zerstört. Mit etwa einem Jahr sollen Kinder auch lernen, aus einer Tasse oder einem offenen Becher zu trinken.

Das Phänomen der frühkindlichen Karies hat in der jüngsten Zeit leicht zugenommen. Bei bis zu zehn Prozent der Zwei- bis Fünfjährigen ist bereits das Milchgebiss von dieser Kariesform befallen. Hauptursache hierfür ist das dauernde Trinken süßer Getränke aus der Nuckelflasche.

Für das Kind gelten die gleichen Regeln für eine zahngesunde Ernährung wie für die Erwachsenen (siehe Seite 22). Schädlich ist es, wenn Kinder ständig etwas essen oder trinken. Die Kinderärzte nennen das „grasen". Das erhöht die Kariesgefahr, weil bei jeder zuckerhaltigen Nahrungs- und Getränkezufuhr der Säurepegel im Mund wieder nach oben schnellt. Das greift bei schlechter Zahnpflege den Zahnschmelz an.

Weil die kindlichen Zähne kariesanfälliger sind (siehe Seite 35) als die der Erwachsenen, wird beispielsweise in Hessen für Kindergarten- und Schulkinder der „zuckerfreie Vormittag" propagiert. Dieser

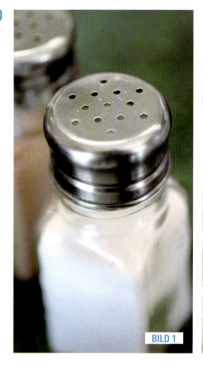
BILD 1

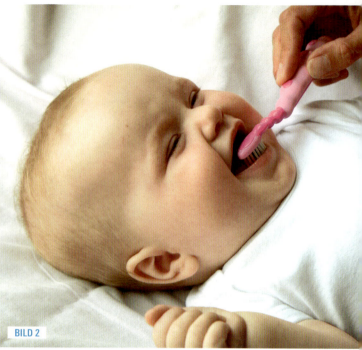
BILD 2

besteht aus einem kauaktiven Frühstück (zum Beispiel Käsebrot und Apfel) und aus Wasser, Mineralwasser oder ungesüßtem Tee und gilt deswegen als „Reparaturzeit" für die Zähne.

**Ärzte uneinig: Wie viel Fluorid fürs Kind?**
Fluoride bieten den besten Schutz gegen Karies und sollten lokal – also im Mund – angewendet werden. Darin sind sich Kinder- und Zahnärzte einig. Kinderärzte aber empfehlen die lokale Anwendung in Form der Fluoridtablette, Zahnärzte setzen auf die fluoridierte Zahnpasta.

Hier die Position der Kinderärzte: Die deutsche Gesellschaft für Kinder- und Jugendmedizin e.V. empfiehlt, dem Kind in den ersten beiden Lebensjahren täglich eine Tablette mit Vitamin D (Knochenaufbau) und Fluorid (Kariesprophylaxe) zu geben, vom zweiten Lebenswinter an bis zum Alter von drei Jahren täglich eine Fluoridtablette. Ab dann sind Fluoridtabletten nicht mehr nötig, wenn im Haushalt fluoridhaltiges Speisesalz verwendet wird. Bis dahin sollen die Eltern die Milchzähne der Kinder täglich reinigen – aber ohne fluoridhaltige Zahnpasta, weil die meist heruntergeschluckt wird.

Wenn das Kind im vierten Lebensjahr gelernt hat, nach dem Putzen zuverlässig auszuspucken, sollte es zweimal täglich mit einer Zahnpasta mit einem Fluoridgehalt von mindestens 1 000 ppm putzen. Dieser Wert gilt auch für Schulkinder (ab sechs Jahren).

Nach Ansicht der Zahnärzte führen die Fluoridtabletten bei Kindern bis zu sechs Jahren aber leicht zu einer Überdosierung, da die Kinder auch aus anderen Quellen Fluorid (Nahrung, Trinkwasser, Speisesalz, Zahnpasta) aufnehmen. Diese Überdosis äußert sich in einer Fluorose der bleibenden Zähne: weiße Flecken auf dem Zahnschmelz und eine ungleichmäßige Zahnschmelzbildung. Deshalb sollten Kinder unter sechs Jahren übrigens auch keine Mundspüllösungen benutzen.

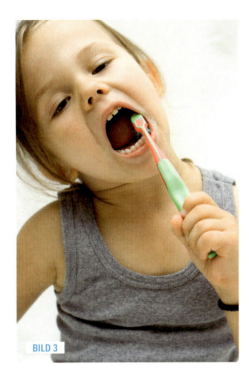

**BILD 1**: Verwenden Sie im Haushalt fluoridhaltiges Speisesalz.
**BILD 2**: Sobald die ersten Milchzähnchen da sind, sollen die Eltern sie morgens und abends mit einer kleinen, weichen Bürste reinigen.
**BILD 3**: Kommt das Kind ins Kindergartenalter, kann es allmählich versuchen, die Zähne morgens und abends selber zu putzen.

Die Informationsstelle für Kariesprophylaxe rät: Fluoridtabletten sind überflüssig, wenn im Haushalt fluoridhaltiges Speisesalz benutzt und die Zähne ab ihrem Durchbruch mit einer fluoridhaltigen Kinderzahnpasta (500 ppm) geputzt werden. Dies geschieht zunächst einmal, ab dem zweiten Geburtstag zweimal täglich mit einer erbsengroßen Menge. Auch wenn das Kind die Paste teilweise oder ganz verschluckt, ist das Risiko einer Fluorose in der Kombination geringer, die Wirksamkeit gegen Karies aber sogar noch größer als bei dem Gebrauch von Fluoridtabletten. Fluoridtabletten wirken nämlich nur dann, wenn man sie im Mund zergehen lässt. Viele Kleinkinder schlucken sie aber einfach hinunter.

### ZAHNPASTA UNSCHÄDLICH
Zahnpasten enthalten keine Stoffe, die für ein Kind schädlich sein können, denn der Gesetzgeber gibt wegen des „nicht beabsichtigten Verwendungszwecks" – also dem möglichen Verschlucken – strenge Auflagen vor.

### Optimale Zahnpflege vom ersten Milchzähnchen an
Die folgenden Putzregeln orientieren sich an den zahnärztlichen Leitlinien: Sobald die ersten Milchzähnchen da sind, sollen die Eltern sie morgens und abends mit einer kleinen, weichen Bürste reinigen. Das ist auch dann wichtig, wenn das Kind noch gestillt wird. Denn die Muttermilch enthält unter anderem Zucker – und ohne Zahnpflege kann es passieren, dass bereits die ersten Zähnchen von Karies befallen werden.

Von sechs Monaten bis zum Alter von zwei Jahren wird beim Putzen einmal am Tag ein erbsengroßer Klecks Kinderzahnpasta (500 ppm Fluorid) verwendet, ab zwei Jahren zweimal am Tag. Die Paste soll dabei in die Borsten hineingedrückt werden, damit das Kind sie nicht gleich ablutschen kann.

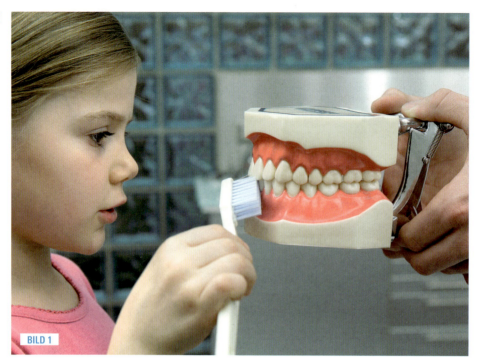

**BILD 1**: Den richtigen Umgang mit der Zahnbürste können Kinder bei der Individualprophylaxe in der Zahnarztpraxis üben.

Kommt das Kind ins Kindergartenalter, kann es allmählich versuchen, die Zähne morgens und abends selber zu putzen. Elektrische Zahnbürsten sollten erst eingesetzt werden, wenn das Kind das Putzen mit der Handzahnbürste beherrscht. Die im Handel erhältlichen Kinderzahnbürsten sind meist nach Altersgruppen sortiert. Die kindgerechte Zahnbürste hat einen kleinen Kopf und einen dicken Stil zum besseren Greifen.

Zunächst lässt man das Kind die Kauflächen selbst sauber bürsten, weil das am einfachsten ist. Wenn das Kind geschickter wird, reinigt es selbstständig die Außenflächen (mit kreisenden Bewegungen), später dann auch die Innenflächen (Rütteln und Ausfegen).

Das Zähneputzen sollte zu einem festen Ritual werden. Bücher und Kassetten – zum Beispiel „Blitzeblank sind alle meine Zähne" – können helfen, das Kind zu motivieren. Die Eltern müssen aber auf jeden Fall bei ihren Kindern weiterhin abends alle Zähne von allen Seiten sauber putzen, denn Kinder bis zum Alter von sechs Jahren erwischen mit der Zahnbürste im Schnitt nur 25 Prozent der vorhandenen Beläge.

Ab dem sechsten Geburtstag putzt das Kind mit einer Juniorzahnpasta. Sie hat den gleichen Fluoridgehalt wie die Erwachsenenzahnpasta (1000–1500 ppm), schmeckt aber nicht so scharf und enthält außerdem ein milderes Tensid, das die noch empfindlichen Schleimhäute schont. Das Kind soll die Zahnbürste jetzt selber handhaben.

Zahnärzte empfehlen aber, dass die Eltern die Zähne der Kinder nachputzen, bis diese die Schreibschrift flüssig beherrschen, denn erst dann sind die Kinder von der Handmotorik her in der Lage, sie selbst rundherum zu reinigen.

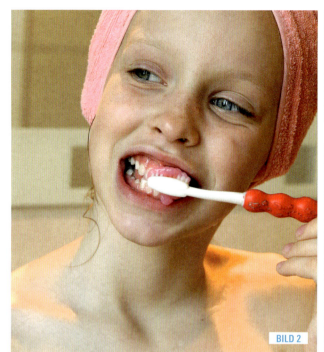 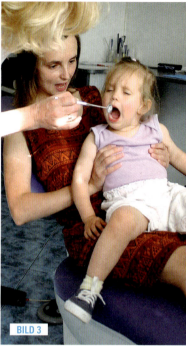

**BILD 2**: Juniorzahnpasten schmecken nicht so scharf wie Erwachsenenzahncremes.
**BILD 3**: Gewöhnen Sie Ihre Kinder möglichst früh an Zahnarztbesuche.

Bei Sechsjährigen sollen die Eltern besonders auf die in dieser Zeit durchbrechenden ersten großen Backenzähne achten. Ihre Schmelzschicht ist noch nicht ausgehärtet. Die Kaufläche muss daher besonders gründlich, und zwar längs und quer geputzt werden. Das Querputzen ist nötig, um an den unter dem Niveau der Milchzähne durchbrechenden Backenzahn überhaupt heranzukommen. Nach dem Durchbruch der „Sechser"-Zähne (siehe Seite 11) sollte das Kind sich außerdem angewöhnen, mindestens einmal wöchentlich Zahnseide zu benutzen, um besonders die Zwischenräume zwischen den Backenzähnen zu reinigen (siehe Seiten 15 f.).

### KARIES VOR ALLEM AUF DEN BACKENZÄHNEN

80 Prozent des Kariesbefalls bei Kindern und Jugendlichen findet sich in den Grübchen und Vertiefungen (Fissuren) der Backenzähne, bevorzugt am ersten großen Backenzahn (Sechs-Jahres-Molar).

Ab sechs Jahren kann das Kind außerdem einmal in der Woche die Zähne mit einem Fluoridgel behandeln. Fluoridhaltige Mundspüllösungen, die täglich verwendet werden, sind nur für Kinder mit sehr hohem Kariesrisiko zu empfehlen.
Mit acht Jahren sollte das Kind seine Putztechnik auf die Rüttel- und Fegetechnik (siehe Seite 14) der Erwachsenen umstellen.

Von 11 bis 13 Jahren brechen die zweiten großen Backenzähne durch, wie die Sechser-Molaren müssen sie besonders gut gepflegt werden. Ab dem 12. Lebensjahr sind die Kontrollbesuche beim Zahnarzt in das von den Kassen eingeführte Bonusheft einzutragen. Sollte später einmal Zahnersatz benötigt werden, gibt

**MUND GANZ GESUND**

**BILD 1:** Fissuren eines Backenzahns mit Karies
**BILD 2:** Die Prophylaxeassistentin kontrolliert die Mundhygiene Ihres Kindes, weist es in der richtigen Putztechnik an und macht eventuell vorhandene Beläge mit einer Färbetablette sichtbar.

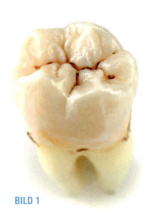

BILD 1

es beim Nachweis regelmäßiger Kontrollen Rabatt (siehe Seite 112).

Gewöhnen Sie Ihre Kinder möglichst früh an Zahnarztbesuche und Routineuntersuchungen, damit sie nicht gleich unangenehme Erfahrungen damit verbinden. Manche Zahnärzte empfehlen den ersten Besuch bereits zwischen sechs und neun Monaten. Er sollte spätestens mit 2 1/2 Jahren stattfinden, wenn alle Milchzähne durchgebrochen sind. In der Praxis erhalten die Eltern Tipps und Tricks, wie man dem Kind am elegantesten die Zähne putzt, damit das für Kind und Eltern nicht zum Streitpunkt wird.

Mit der frühen Gewöhnung an den Zahnarzt erspart man dem (kariesfreien) Nachwuchs prägende Negativerfahrungen

Nur ein angstfreies Kind kommt ohne Protest und regelmäßig in die Praxis. Und ein zappelndes, schreiendes Wesen kann der Zahnarzt nicht behandeln, vor allem kleine Defekte am Gebiss lassen sich unter diesen Bedingungen kaum erkennen.

Erzählen Sie in Gegenwart Ihrer Kinder keine „Horrorgeschichten" von Ihren eigenen Besuchen beim Zahnarzt. Am besten ist es, wenn die Eltern um den Zahnarztbesuch so wenig Aufhebens wie möglich machen und Sätze wie „Es tut gar nicht weh" oder „Du brauchst gar keine Angst zu haben" vermeiden.

Wenn Ihr Zahnarzt es schafft, einen guten Kontakt zu dem Kind herzustellen, ist es auch nicht nötig, eine spezielle Kinderzahnarztpraxis aufzusuchen. Das kann

**INFO** **Gelbes Vorsorgeheft für Zähne**

Das gelbe Untersuchungsheft, in das der Kinderarzt seine Befunde einträgt, kennen alle Eltern. Die Landeszahnärztekammer Hessen hat entsprechend dazu ein Vorsorgeheft für die Zähne herausgebracht. Es enthält viele nützliche Tipps bereits vom Säuglingsalter an. Der Zahnarzt trägt darin die Ergebnisse seiner Früherkennungsuntersuchungen ein, die Eltern haben so einen guten Überblick, wann der nächste Praxisbesuch mit dem Kind ansteht.
Das Heft kann unter dem Stichwort „Zahnärztliches Kinderuntersuchungsheft" mit einem adressierten und frankierten Rückumschlag (Din A4 / 1,45 Euro) bestellt werden bei der Landesarbeitsgemeinschaft Jugendzahnpflege in Hessen
Rhonestraße 4, 60528 Frankfurt.

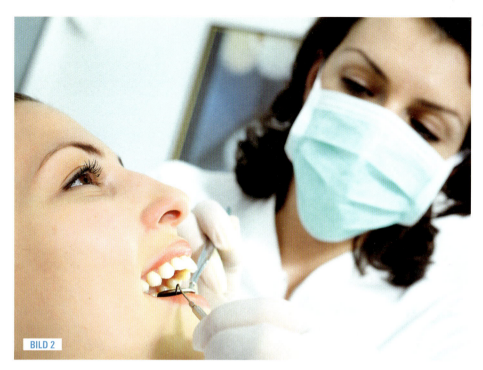
BILD 2

sich aber bei überängstlichen Kindern lohnen, weil diese von speziell geschultem Personal betreut und behandelt werden. Kinder bis 18 Jahre zahlen übrigens grundsätzlich keine 10 Euro Praxisgebühr.

Vorsorgeuntersuchungen sind für Kassenpatienten zweimal im Jahr kostenfrei. Bei Kindern von zwei bis sechs Jahren kommen insgesamt drei Früherkennungsuntersuchungen dazu, zwischen denen jeweils ein Jahr liegen sollte. Dabei werden die Eltern über Zahnpflege und zahngesunde Ernährung informiert.

Die gesetzlichen Krankenkassen ermöglichen Kindern und Jugendlichen von 6 bis 18 Jahren außerdem zweimal jährlich eine empfehlenswerte Individualprophylaxe. Die Prophylaxeassistentin kontrolliert die Mundhygiene ihres Kindes, weist es in der richtigen Putztechnik an und macht eventuell vorhandene Beläge mit einer Färbetablette sichtbar. Im Rahmen der Prophylaxebehandlung trägt sie dann einen Fluoridlack auf die Zähne auf.

### KINDERZÄHNE SIND ANFÄLLIGER

Kinderzähne sind anfälliger für Karies als erwachsene Zähne. Sie sind weicher, der Zahnschmelz ist dünner, und das Zahnbein hat noch nicht die gleiche Dichte wie bei Erwachsenen. Die Karies breitet sich daher schneller und meist kaum sichtbar aus, sie erreicht eher das empfindliche Zahnmark, das im kindlichen Zahn noch ausgedehnter als bei Erwachsenen ist. Bei Jugendlichen ist das Zahnmark der bleibenden Zähne widerstandsfähiger als bei Erwachsenen und kann sich von einem Kariesbefall durch das Auftragen bestimmter Medikamente wieder erholen.

### Fissuren versiegeln – ja oder nein?

Bei Kindern hat sich die Fissurenversiegelung als guter Schutz gegen Karies erwiesen, sie wird von der gesetzlichen Krankenkasse übernommen. Die mit der Zahnbürste schlecht erreichbaren Grübchen und Furchen auf den großen Backenzäh-

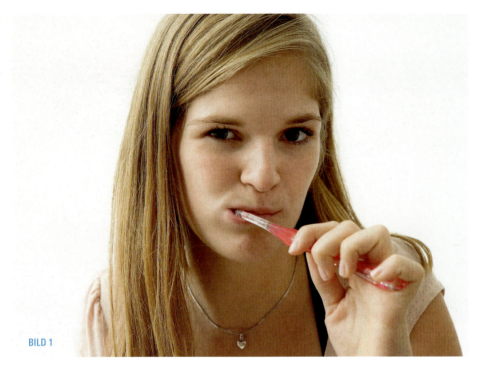

**BILD 1:** In der Pubertät wird die Zahnpflege häufig vernachlässigt.

nen werden dabei mit einem Kunststoff (Komposit) gefüllt und so versiegelt. Das ist besonders bei tiefen und engen Fissuren zu empfehlen, die sehr schwer zu reinigen sind. Die Versiegelung kann durch die Prophylaxeassistentin erfolgen.

Wenn unklar ist, ob eine verfärbte Fissur bereits von Karies befallen ist, muss das aber vorher der Zahnarzt kontrollieren. Meist zieht er dann die betreffende Stelle vorsichtig mit einem kleinen Diamantbohrer auf, um sich zu vergewissern. Ist Karies vorhanden, darf die Fissur nicht versiegelt werden. Das befallene Gewebe muss zunächst entfernt und die Stelle mit einer Kunststofffüllung versorgt werden. In der gleichen Sitzung sollte der Zahnarzt dann vorsichtshalber auch die noch nicht befallenen Fissuren versiegeln.

Eine Versiegelung verliert ihren Sinn, wenn es nicht möglich ist, den Zahn während der Behandlung absolut trocken zu

 **HÖCHSTES RISIKO VON 13 BIS 16 JAHREN**

Die Altersgruppe der 13- bis 16-Jährigen hat in Ländern, in denen viel für Aufklärung und Vorsorge getan wird, das höchste Kariesrisiko. Das liegt wahrscheinlich daran, dass in der Pubertät die Zahnpflege häufig vernachlässigt wird.

halten. Das kann bei unruhigen Kindern der Fall sein. Denn kommt der Zahn auch nur kurz mit Speichel in Berührung, kann der Kunststoff nicht mehr richtig haften und am Zahn dicht abschließen. Damit wäre ein Folgeschaden programmiert.

Diese Empfindlichkeit des Kunststoffs beim Verarbeiten ist ein Argument, das gegen eine pauschale Fissurenversiegelung spricht. In der Praxis sieht das so aus, dass nach drei Jahren im Durchschnitt bei den unteren Backenzähnen nur noch 65 Prozent der Versiegelungen intakt

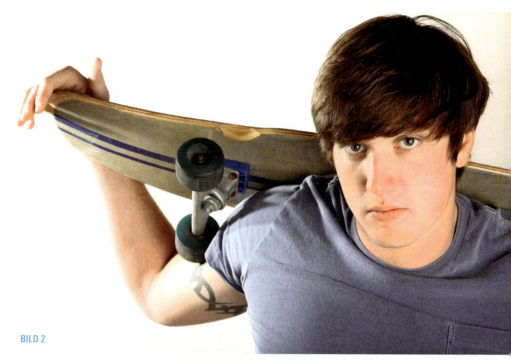

**BILD 2:** Mehr als 50 Prozent aller Kinder verletzen sich vor ihrem 17. Lebensjahr an den Zähnen.

sind, bei den oberen Backenzähnen sogar nur noch 35 Prozent. Eine zerbröckelte Kunststoffversiegelung stellt aber einen geradezu idealen Nistplatz für Bakterien dar. Das Kariesrisiko ist bei einer defekten Versiegelung größer als bei unversiegelten Zähnen. Auf jeden Fall soll der Zahnarzt die Fissurenversiegelung nach einem halben Jahr überprüfen und bei Bedarf noch einmal nachversiegeln.

Hat das Kind insgesamt nur ein geringes Kariesrisiko und putzt sich gut die Zähne, sollte man daher erwägen, auf eine Fissurenversiegelung zu verzichten.

Bei Erwachsenen mit gesunden Backenzähnen ist die Versiegelung nicht mehr sinnvoll.

### Zahnunfälle bei Kindern

Beim Radfahren, Fußballspielen, auf der Wasserrutsche oder beim Skaten kann es passieren – mehr als 50 Prozent aller Kinder verletzen sich vor ihrem 17. Lebensjahr an den Zähnen, meist durch einen Sturz oder beim Spiel. Betroffen sind vorwiegend die oberen mittleren Schneidezähne.

Mit einer Zahnverletzung sollte man sofort zum Zahnarzt gehen. Die Chancen, die beschädigten Zähne zu retten, hängen vor allem vom Verhalten direkt nach dem Unfall ab:

- Suchen Sie sofort die fehlenden Zähne oder Bruchstücke.
- Abgeschlagene Kronenteile sollte man feucht lagern.
- Ist der ganze Zahn herausgeschlagen, muss er sofort und ungesäubert in eine Zahnrettungsbox gelegt werden, die in der Apotheke erhältlich, häufig aber auch in Schulen, Schwimmbädern und Turnhallen vorhanden ist. Dabei darf man ihn nicht an der Wurzel, sondern nur an der Krone anfassen. Denn wenn

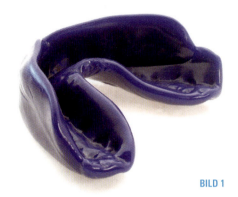 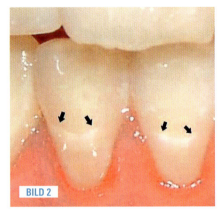

**BILD 1:** Sportmundschutz für die Zähne
**BILD 2:** Weiße Flecken im Zahnschmelz können Frühformen einer Karies sein.

er vom Zahnarzt wieder eingesetzt wird, kann er nur einheilen, wenn die Zellen auf der Wurzeloberfläche noch intakt sind. In der Zahnrettungsbox können diese Zellen bis zu 48 Stunden überleben (bei Raumtemperatur lagern!), in kalter H-Milch 2 Stunden, in steriler Kochsalzlösung 1,5 Stunden, in Speichel 1 Stunde, in Wasser rund 30 Minuten.

Milchzähne werden meist nicht wieder eingesetzt. Beim Wiedereinsetzen von bleibenden Zähnen stehen die Chancen 50:50, dass der Zahn fünf Jahre später noch erhalten ist. Die Wahrscheinlichkeit ist größer, wenn die Wurzel des bleibenden Zahnes noch nicht ganz ausgewachsen war.

Gelockerte Zähne werden – wenn es sich um bleibende Zähne handelt – gerichtet und geschient. Milchzähne werden nicht geschient.

Bei Zähnen, die in den Kiefer hineingedrückt wurden (Intrusion), wartet man meist ab, ob sie sich wieder in ihre ursprüngliche Position einstellen.

Wurde ein Zahn verletzt, besteht auch die Gefahr, dass das Zahnmark abstirbt (Pulpanekrose). Das ist Tage oder Wochen später durch eine Verfärbung der Zahnkrone (grau, violett, rot) zu erkennen. In dem Fall muss das tote Zahnmark entfernt und der Zahn wurzelbehandelt werden.

Durch die Verletzung eines Milchzahns kann der hinter seiner Wurzel liegende Zahnkeim des bleibenden Nachfolgers irritiert werden. In der Folge ist zum Beispiel dessen Schmelzbildung gestört.

### Sportmundschutz für die Zähne

Den besten Schutz vor sportbedingten Verletzungen bietet ein individuell hergestellter Mundschutz. Dazu nimmt der Zahnarzt einen Abdruck von Ober- und Unterkiefer und vom Biss. Nach dieser Vorlage fertigt der Zahntechniker die Schiene, und zwar möglichst aus mehreren Kunststoffschichten (Multilayer). Diese hält dann die Zähne von Lippen und Wangen ab, dämpft die Wirkung von Stößen und Schlägen und hält die obere und untere Zahnreihe auf Distanz.

Nach dem Tragen wird die Schiene mit Wasser abgespült und in einer Box aufbewahrt. Für Kinder, deren Zahnstatus sich ja noch fortlaufend ändert, gibt es beim Zahnarzt und in Apotheken preiswerte konfektionierte Schienen. Auch die schützen einigermaßen gut vor Zahnunfällen.

# DER GUTE ZAHNARZT SORGT VOR

Die Zahnarztpraxis ist heute nicht mehr nur eine Art Werkstatt, in der marode Zähne repariert werden. Vielmehr sollte der Behandler Wert auf Prophylaxe legen, seine Patienten systematisch zur richtigen Pflege und zahngesunden Ernährung motivieren und Karies, Zahnfleischentzündungen und Entzündungen des Zahnhalteapparats (Parodontitis) vorbeugen. Der regelmäßige Kontakt zum Zahnarzt scheint die Patienten zur besseren Zahnpflege zu motivieren, wie Untersuchungen dazu vermuten lassen.

Außerdem ist wichtig, dass der Zahnarzt sich abzeichnende Schäden so früh wie möglich erkennt und sie auf eine schonende Weise behandelt. Er geht heutzutage möglichst „minimalinvasiv" vor. Er wartet also nicht ab, bis der Schaden so groß geworden ist, dass es sich lohnt, ihn zu behandeln, sondern greift frühzeitig ein.

Das beginnt mit der Aufklärung des Patienten. Ein weißer Fleck im Zahnschmelz (Initialläsion) beispielsweise kann durch das regelmäßige Putzen mit einer fluoridhaltigen Zahnpasta repariert, die beginnende Karies zum Stillstand gebracht werden. Dabei kann auch ein auf den Zahn aufgetragener Fluoridlack (stärkt den Zahnschmelz) oder Chlorhexidinlack (beseitigt die Kariesbakterien) helfen.

Stellt sich beim nächsten Kontrolltermin heraus, dass die Karies doch weiter fortgeschritten ist, bohrt der Zahnarzt das Gebiet nicht großzügig auf, sondern entfernt nur vorsichtig das kranke, aufgeweichte Gewebe. Die Art der Füllung wird dann auf die Größe des Defekts abgestimmt und nicht etwa mit dem Bohrer genügend Platz für eine bestimmte Füllung geschaffen.

Eine regelmäßige Vorsorge für alle Menschen im Abstand von jeweils zwei bis drei Monaten würde vermutlich dazu führen, dass Karies und Zahnverlust praktisch nicht mehr vorkommen. Allerdings ist im Normalfall von keinem Menschen zu erwarten, dass er alle paar Wochen beim Zahnarzt erscheint. Und auch der Zahnarzt dürfte darüber wenig begeistert sein. Denn Prävention bei Erwachsenen wird von den gesetzlichen Krankenkassen nicht honoriert – obwohl sie allein 15 Milliarden Euro im Jahr für die Behandlung kariesbedingter Schäden ausgeben.

## Die professionelle Zahnreinigung

Die gesetzlichen Kassen bezahlen eine Kontrolluntersuchung pro Halbjahr, die im Bonusheft zu dokumentieren ist. Zwischen den Untersuchungen muss ein Abstand von mindestens vier Monaten eingehalten werden. Zu dieser Kontrolluntersuchung gehören die genaue Begutachtung von Zähnen und Zahnfleisch sowie eventuell Röntgenbilder, die Hinweise auf versteckte Karies geben könnten.

Einmal im Jahr darf der Zahnarzt auf Kassenkosten Zahnstein entfernen. Fallen

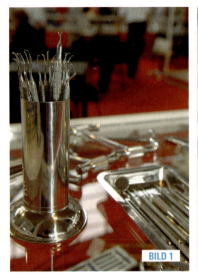
BILD 1

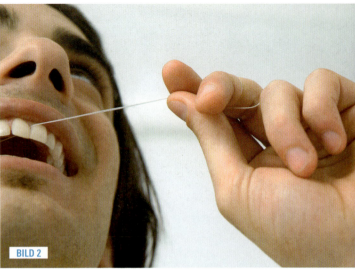
BILD 2

in dem betreffenden Quartal außer der Kontrolluntersuchung keine weiteren Leistungen an, muss der Patient die 10 Euro Praxisgebühr nicht zahlen beziehungsweise bekommt sie zurück.

Eine wirklich umfassende Prophylaxe bieten die meisten Praxen nur im Rahmen einer professionellen Zahnreinigung (PZR) an, die die erwachsenen Kassenpatienten selbst übernehmen müssen, Privatversicherte bekommen sie bei einigen Anbietern erstattet. Die Preise variieren je nach Dauer der Sitzung zwischen 50 und 100 Euro. Ganz wichtig: Die PZR sollte eine eingehende Beratung des Patienten beinhalten.

### Was die Prophylaxeassistentin macht

Meist wird die PZR von einer Prophylaxefachkraft übernommen. Ihre Aufgabe ist es zuallererst, bei den Patienten das nötige Problembewusstein zu wecken und sie zur richtigen Zahnpflege zu motivieren. Wichtig ist, dass sie dem Patienten ganz konkret zeigt, wie man die Zähne richtig putzt, ihm rät, welche Hilfsmittel er benutzen sollte, und ihm Tipps für eine zahngesunde Ernährung gibt. Dabei macht sie den Patienten auf individuelle Problemzonen im Mund aufmerksam, die eine gute Reinigung erschweren: Schief stehende Zähne, Zahnfleischtaschen, freiliegende Zahnhälse.

Beläge kann sie mit einer Färbetablette oder einem fluoreszierenden Farbstoff sichtbar machen – das macht mehr Eindruck als jede verbale Ermahnung. Sie ermittelt so das Ausmaß der Plaquebildung.

Mit einer in die Zahnfleischfurchen eingeführten Sonde testet sie das Zahnfleisch. Blutet es bei Berührung, weist das auf eine Zahnfleischentzündung hin, die ebenfalls durch bakterielle Beläge verursacht wird. Das alles lässt Rückschlüsse auf die Mundpflege des Patienten zu.

Die anschließende gründliche Reinigung der Zähne hat nur dann einen echten Nutzen, wenn der Patient langfristig zu einer besseren Mundpflege motiviert wird. „Das ist nicht wie bei der Autowaschanlage – reinfahren, saubermachen, rausfahren", erläutert ein Behandler. Was in der Zahnarztpraxis getan wird, ist nur ein kleiner Teil dessen, was nötig ist, um Zähne und Zahnfleisch gesund zu halten. Vorsorge beginnt zu Hause.

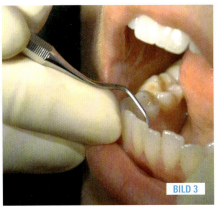 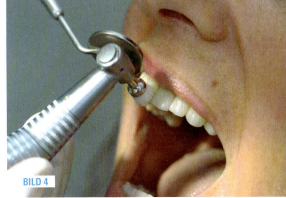

**BILD 1:** Einmal im Jahr darf der Zahnarzt auf Kassenkosten Zahnstein entfernen.
**BILD 2:** Der Patient soll zu einer besseren Mundhygiene motiviert werden.
**BILD 3:** Entfernung von Zahnstein
**BILD 4:** Abschließende Politur im Rahmen der professionellen Zahnreinigung

### Das Reinigungs- und Schutzprogramm

Die professionelle Zahnreinigung kann bis zu einer Stunde dauern und wird meist von einer Prophylaxeassistentin durchgeführt.

Zunächst entfernt sie mit einem Ultraschallgerät oder einem Air-Scaler den Zahnstein oberhalb des Zahnfleischsaums. Zahnstein sind verhärtete beziehungsweise verkalkte Beläge, gegen die die Zahnbürste nichts mehr ausrichten kann. Eine gute Ausbildung ist bei dieser Arbeit wichtig, denn durch den unsachgemäßen Einsatz eines Ultraschallgeräts kann zum Beispiel der Zahnschmelz durch Überhitzung beschädigt werden und springen.

Ist auch unter dem Zahnfleischsaum Zahnstein zu entfernen, dürfen dies nur der Zahnarzt und eine dafür ausgebildete Dentalhygienikerin tun.

Die Zahnoberflächen in den Zahnzwischenräumen werden dann mit beschichteten Plastikstreifen bearbeitet. Die Prophylaxeassistentin glättet eventuell überstehende Füllungs- und Kronenränder, die die Zahnreinigung erschweren. Sie poliert ältere Füllungen, deren Oberfläche rau geworden ist oder an deren Rändern sich ein Spalt gebildet hat. Dort könnten sich Beläge absetzen.

Vorhandene Zahnfleischtaschen spült sie eventuell mit Wasserstoffperoxid oder Chlorhexidin aus.

Danach beseitigt sie mit einem Pulver-Wasserstrahl-Gerät oder rotierenden Gummikelchen und Bürstchen weiche Beläge und farbige Ablagerungen, die durch den Genuss von Kaffee, Tee oder Nikotin entstanden sind.

Falsch eingesetzte Polierpasten und insbesondere Pulver-Wasserstrahl-Geräte können die Zähne oder die Oberfläche von Füllungen aufrauen, was unerwünscht ist. Pulver-Wasserstrahl-Geräte können bei einer beginnenden Karies (Initialläsion) und auf dem Zahnbein (Dentin) zu Oberflächendefekten führen und müssen dort mit besonderer Vorsicht eingesetzt werden.

Es kann durchaus passieren, dass bei der Behandlung defekte Füllungen herausfallen, die dann erneuert werden müssen.

Abschließend werden die Zähne fluoridiert. Danach sollte der Patient ein bis zwei Stunden nichts essen.

Nach der PZR können Zähne oder Zahnfleisch zunächst einige Tage schmer-

**BILD 1:** Ein Viertel aller Erwachsenen leidet unter freiliegenden Zahnhälsen. Hier bildet sich dann gerne Wurzelkaries.
**BILD 2:** Stress und seelische Belastung äußern sich bei vielen Patienten durch nächtliches Zähneknirschen.Eine Knirscherschiene aus Kunststoff muss jede Nacht getragen werden.

zen. Das liegt vor allem daran, dass die nun wieder sauberen Zahnhälse empfindlich auf äußere Reize reagieren.

Wie oft eine PZR sinnvoll und zu empfehlen ist, liegt im Ermessen des Zahnarzts. Patienten mit tiefen Zahnfleischtaschen sollten sie drei- bis viermal im Jahr durchführen lassen. Zweimal im Jahr ist bei mittelmäßigen Putzern zu empfehlen – und die sind nach wie vor in der Mehrheit. Kaum jeder zehnte Patient weist eine Mundhygiene auf, die ihn wirklich vor Karies und Parodontitis schützt. Daher müssen die Zahnärzte auch keine Angst haben, sich mit einer besseren Vorsorge ihrer Kundschaft zu berauben. Denn: „Gewusst ist nicht gekonnt, und gekonnt ist nicht gemacht", heißt es bei einem Zahnmediziner.

### INFEKTIONSRISIKEN BEACHTEN!
Bei Menschen, die unter einer Entzündung der Herzkranzgefäße gelitten haben oder leiden (Endokarditis) oder deren Abwehrkräfte durch andere Erkrankungen wie Diabetes oder AIDS vermindert sind, ist vor einer PZR Vorsicht geboten. Eventuell müssen sie vorher mit Antibiotika behandelt werden, um die Gefahr einer Blutvergiftung zu vermeiden. Die kann auftreten, wenn durch die Behandlung beim Zahnarzt Bakterien in die Blutbahn eindringen.

### Freiliegende Zahnhälse schützen
Ein Viertel aller Erwachsenen leidet unter freiliegenden Zahnhälsen. Das Zahnfleisch hat sich an diesen Stellen zurückgezogen. Das kann verschiedene Ursachen haben: zu grobes Schrubben, eine vorausgegangene Zahnfleischbehandlung oder einfach das fortgeschrittene Alter.

Das nicht von einer Schmelzschicht geschützte Zahnbein (Dentin) am Zahnhals liegt dann frei. Es ist besonders sensibel, weil es von feinen Kanälen durchzogen ist, die Reize von außen an den im Zahnmark (Pulpa) verlaufenden Nerv weitergeben. Sind die Kanäle geöffnet, reagiert der Zahn sehr empfindlich auf heiß, kalt, süß, sauer und Berührungen. Die Empfindlichkeit dieser Stellen kann der Zahnarzt durch einen Lack (Fluoridpräparate, Dentinprimer, metallische Salze) vermindern.

Manche Patienten haben sich an den weicheren Zahnhälsen durch eine falsche Putztechnik auch regelrechte Gruben ins Zahnbein gebürstet. Sind diese Defekte tiefer als ein Millimeter, sollte der Zahnarzt sie durch eine Kunststofffüllung schließen, um das weitere Fortschreiten zu verhindern und das Zahnfleisch an der Stelle zu schützen. Liegen größere Teile der Wurzel frei, kann sie außerdem von der schwer zu behandelnden Wurzelkaries befallen werden.

Extrem lange Zahnhälse kann der Zahnarzt mit einem Zahnfleischlappen bedecken. Wenn im Umfeld des Zahnes genug Gewebe vorhanden ist, kann es nach einem Schnitt einfach darüber gezogen und vernäht werden. Sonst muss der Behandler an einem anderen Bereich ein Stück aus der Mundschleimhaut schnei-

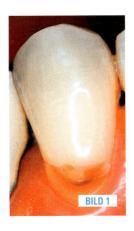
BILD 1
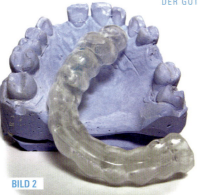
BILD 2

den und es an die gewünschte Stelle transplantieren. In Frage kommt dafür zum Beispiel der Gaumen. Allerdings ist die Gaumenschleimhaut heller und derber als das Zahnfleisch, deswegen ist sie für Transplantate im sichtbaren Bereich des Oberkiefers nicht geeignet.

### Kunststoffschiene für Knirscher

Stress und seelische Belastung äußern sich bei vielen Patienten durch nächtliches Zähneknirschen, die Zahl der „Knirscher" nimmt zu. Die Kiefer mahlen im Schlaf mit einer viel größeren Kraft aufeinander als im Wachzustand, weil bestimmte Schutzmechanismen ausgeschaltet sind.

Das kann bei den Betroffenen zu Kiefergelenksbeschwerden und Muskelverspannungen im Hals- und Nackenbereich sowie Kopfschmerzen führen. Zähne werden abgerieben und gelockert, Zahnersatz beschädigt.

Knirschen fördert auch die Entstehung von freiliegenden Zahnhälsen. Durch die übermäßige Belastung der Zähne entstehen winzige Risse im Zahnhalsbereich, Teile des Zahnschmelzes werden weggesprengt.

Der Zahnarzt kann die Zähne am besten mit einer individuell gefertigten Knirscherschiene aus Kunststoff schützen, die jede Nacht getragen werden muss. Der Druck auf die Zähne wird dadurch abgefangen und verteilt, Zähne und Kiefer werden entlastet. Die Ursachen des Knirschens sind damit natürlich noch nicht beseitigt.

Aktive Entspannungsübungen und die Reduzierung der Stressquellen können dazu beitragen. Mit einer psychotherapeutischen Behandlung kommt man eventuell den Ursachen der seelischen Belastung auf die Spur, um diese gezielt abzubauen.

### Zahnfleischentzündung und ihre Folgen

Zahnfleischentzündungen (Gingivitis) sind bei Erwachsenen ein verbreitetes Problem. Menschen mit Diabetes haben dabei ein erhöhtes Gingivitis-Risiko, weil sie insgesamt anfälliger für Infektionen sind.

Durch ungenügende Mundpflege bilden sich auf den Zähnen bakterielle Beläge. Deren Stoffwechselprodukte (Toxine) bekämpft der Körper mit einer Entzündung. Das Zahnfleisch schwillt an, ist gerötet, schmerzempfindlich und blutet bei Berührung. Schließlich löst es sich vom Zahn, eine Zahnfleischtasche entsteht.

In den Zahnfleischtaschen kann sich aus der Zahnfleischentzündung leicht eine dauerhafte Entzündung des Zahnhalteapparats (Parodontitis) entwickeln. Innerhalb der Tasche bilden sich zunehmend Beläge, die sich zu einem besonders harten und sehr fest haftenden Zahnstein (Konkrement) auf der Zahnwurzel entwickeln.

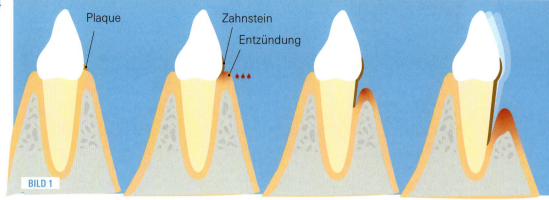

BILD 1

Dieser bietet Nistplätze für weitere Bakterien, die am Zahn entlang in die Tiefe wandern. Bei der Bekämpfung dieser Fremdkörper durch eine Entzündung baut der Körper auch die elastischen Fasern ab, die den Zahn im Knochen halten, und greift den umgebenden Kieferknochen (Alveolarknochen) an. Die Folge: Der Zahn lockert sich, kann „wandern", kippen oder irgendwann sogar ausfallen, wenn der Halteapparat zu sehr zerstört ist. Meist findet der Abbau nur an einer Zahnseite statt und auch nicht kontinuierlich, sondern in Schüben. Das Zahnfleisch kann bei einer Parodontitis zurückgehen oder auch anschwellen.

### Zahnverlust durch Parodontitis

Da Entzündungen des Zahnhalteapparats in der Regel schleichend und schmerzlos vonstatten gehen, werden sie von den Betroffenen gar nicht bemerkt. Bei der Hälfte der Patienten sind äußerlich keine Alarmzeichen zu erkennen. Schmerzen treten meist erst im Endstadium der Krankheit auf. Nach dem 35. Lebensjahr gehen durch Parodontitis, dem „silent tooth killer", deshalb mehr Zähne verloren als durch Karies.

Eine Parodontitis stellt eine Belastung für den gesamten Organismus dar, denn insgesamt kann eine Gewebefläche von der Größe eines Handtellers entzündet

### INFO  Taschenmessung alle zwei Jahre

Eine umfassende Untersuchung aller Zahnfleischtaschen (Parodontalstatus) bezahlen die gesetzlichen Krankenkassen nur alle zwei Jahre im Rahmen einer systematischen Parodontalbehandlung. Der Zahnarzt misst die Taschentiefe mit einer Sonde. Das kann wehtun und bluten, manche Zahnärzte verabreichen vorher ein schmerzstillendes Gel oder eine Spritze.
Bei gesundem Zahnfleisch misst die Sonde höchstens zwei Millimeter vom Zahnfleischsaum bis zum Faserapparat. Ab drei Millimetern liegt eine Zahnfleischentzündung vor.
Sind die Taschen tiefer als fünf Millimeter, deutet das auf eine Entzündung des Zahnhalteapparats (Parodontitis) hin. Um eine Parodontitis abzuklären, misst der Zahnarzt auch den Lockerungsgrad der Zähne. Ob und wie viel Knochen bereits abgebaut wurde, lässt sich am sichersten mit Hilfe eines Röntgenbilds klären.

DER GUTE ZAHNARZT SORGT VOR  45

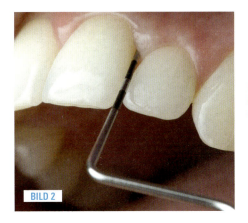

**BILD 1:** Zahnverlust durch Parodontitis
**BILD 2:** Der Zahnarzt misst die Taschentiefe mit einer Sonde.

sein. Wenn Bakterien aus den Zahnfleischtaschen über kleine Wunden in die Blutbahn gelangen, können sie Arteriosklerose, Herzinfarkt und Schlaganfälle auslösen. Eine unbehandelte Erkrankung des Zahnhalteapparats der Mutter erhöht das Risiko einer Frühgeburt und eines geringen Geburtsgewichts beim Kind.

Eine Parodontitis wird durch ganz bestimmte bakterielle Erreger ausgelöst (Porphyromonas gingivalis, Aggregatibacter actinomycetemcomitans und Tannerella fosrythensis). Ist die Krankheit schon fortgeschritten, kann der Zahnarzt versuchen, sie durch Antibiotika zum Einnehmen zu bekämpfen. Der Vorteil: Die Erreger im ganzen Mund werden bekämpft, auch an schwer erreichbaren Stellen. Der Nachteil: Das Antibiotikum vernichtet auch nützliche Bakterien.

Es ist auch möglich, lokal ein Antibiotikum-Gel anzuwenden. Der Zahnarzt drückt es mit einer Kanüle in die befallenen Taschen. Der Vorteil: Es wirkt nur direkt am Ort der Entzündung. Der Nachteil: Die Tasche kann durch befallenes Nachbargewebe nach der Behandlung wieder infiziert werden.

Vor einer Antibiotikagabe ist es sinnvoll, die entzündungsauslösenden Bakterien mit einem Test zu bestimmen, um gezielt wirksame Antibiotika auszusuchen. Dazu werden sterile Papierspitzen in die Taschen gesenkt und im Labor ausgewertet. Das ist aber mit Kosten von etwa 100 Euro recht teuer und muss vom Patienten selbst bezahlt werden. Bei einer akuten Parodontitis – Eiter tritt auf Druck aus den Taschen aus – muss ohne Abstrich mit der Behandlung begonnen werden, um keine Zeit zu verlieren.

### Gegen die Entzündung hilft nur die Wurzelreinigung

Die Grenzen zwischen einer Zahnfleischentzündung und der sich daraus entwickelnden Parodontitis sind fließend. Der Zahnarzt kann die schädlichen Abläufe unterhalb des Zahnfleischsaums nur stoppen, indem er die dort sitzenden Auslöser der Entzündung, die bakteriellen Beläge, beseitigt. Voraussetzung für diese Parodontalbehandlung ist, dass der Patient die Zähne gut putzt. Außerdem müssen seine Zähne zuvor noch ein- oder zweimal mit einer professionellen Zahnreinigung gesäubert werden.

Die Behandlung erfolgt unter lokaler Betäubung, die Spritze darf nur der Arzt setzen. Dann reinigt der Zahnarzt oder die dafür ausgebildete Dentalhygienikerin die Zahnwurzel. Mit einem scharfen Instrument (Kürette), einem Ultraschallgerät oder einem Laser „kratzt" er oder sie die harten Beläge ab. Entzündetes Gewebe muss aus den Zahnfleischtaschen ge-

**BILD 1:** Schwellungen und Schmerzen sind nach einer Paradontal-behandlung zunächst durchaus normal.
**BILD 2:** Vor und nach einer Parodontalbehandlung ist eine gute Mundhygiene besonders wichtig.

schabt, die Wurzeloberfläche geglättet und poliert werden („root planning"). Das erfordert Übung und Fingerfertigkeit, unabhängig davon, ob mit der Hand oder mit maschineller Unterstützung gearbeitet wird.

Der Behandler muss dabei sehr behutsam vorgehen, denn ein zu rigoroses Entfernen von erkranktem Hart- und Weichgewebe kann die Heilungschancen negativ beeinflussen. Meist sind mehrere Sitzungen und Kontrollen erforderlich, um die Heilung optimal zu unterstützen. Verläuft der Eingriff gut, schwillt das Zahnfleisch ab, glättet sich und wächst allmählich wieder an den Zahn an. Die Taschen verschwinden, der Zahn bleibt erhalten.

Im Zuge der Parodontalbehandlung war es früher üblich, entzündete Zahnfleischränder zu beschneiden. Das wird heute nicht mehr gemacht. Wenn ein Patient aber an einer Zahnfleischwucherung (Gingiva-Hyperplasie) leidet, muss Zahnfleisch abgetragen und müssen die Ränder neu modelliert werden, Die Wucherung kann zum Beispiel durch bestimmte Medikamente ausgelöst worden sein.

### In schweren Fällen eine Zahnfleischoperation

Sind nach zwei bis drei Monaten die Taschen und die Entzündung nicht verschwunden, obwohl der Patient die Zähne in der Zwischenzeit gut gereinigt hat, kann eine Operation nötig sein. Nur so lassen sich tief in den Taschen verborgene Erreger beseitigen, die die dauerhafte Entzündung verursachen. Hat eine Wurzel

Rillen oder Furchen, oder ist bei einem mehrwurzeligen Zahn auch die Partie zwischen den Wurzeln (Furkation) befallen, bieten sich den Bakterien gut versteckte Rückzugsgebiete. Der Zahnarzt schneidet dann das Zahnfleisch auf und klappt es zur Seite (Lappen-OP). Nun reinigt er die Zahnwurzel unter Sichtkontrolle und entfernt entzündetes Gewebe.

### Knochenaufbau durch Ersatzmaterialien

Sowohl nach einer normalen Parodontalbehandlung als auch nach einer offenen, operativen Reinigung kann sich der Kieferknochen in geringem Maß wieder regenerieren.

Ist durch die Parodontitis der Knochen aber bereits stark geschwunden, kann der Zahnarzt versuchen, diesen wieder aufzubauen (Augmentation). Dazu füllt er körpereigene Knochenspäne und/oder natürliches oder künstliches Knochenersatzmaterial in den entstandenen Knochenhohlraum im Kiefer. Wird bei dem Eingriff an anderer Stelle Knochenmaterial abgeschliffen, kann der Zahnarzt die Späne mit einem speziellen Filter auffangen und dafür verwenden. Andernfalls muss Knochenmaterial aus dem zahnlosen Kiefer oder dem Kinn entnommen werden. Das macht aber eine zweite Operation an der Entnahmestelle nötig. Der Vorteil von körpereigenem Knochenmaterial: Es regt den Knochen direkt zum Wachstum an, während Ersatzmaterial nur Platzhalterfunktion hat, in das der Knochen von den Rändern her langsam einwächst.

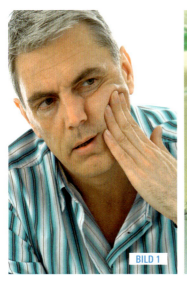
BILD 1

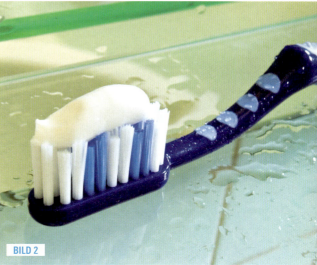
BILD 2

Die aufgefüllte Partie wird dann mit einer Membran abgedeckt („guided tissue regeneration" = GTR). Diese mechanische Barriere schützt den abgedeckten Bereich vor den schneller wachsenden Zellen des Zahnfleisches, das anschließend über die Füllung gelegt und vernäht wird. So können sich in Ruhe neuer Knochen und im besten Fall auch neue Haltefasern entwickeln, wodurch der Zahn wieder mehr Festigkeit gewinnt (Attachementgewinn).

Das Auflegen der Membran kann auch hilfreich sein, ohne dass in die Höhlung vorher Knochenmaterial eingesetzt wurde. Knochen und Haltefasern können sich unter diesem Schutz besser neu bilden. Nachteil: Einige Membranen werden vom Körper nicht resorbiert und müssen mit einer zweiten Operation entfernt werden.

Durch solche Aufbautherapien lassen sich aber höchstens 50 Prozent des abgebauten Knochens wieder herstellen, und das auch nicht in allen Fällen. In wie weit der Knochenaufbau gelingt, ist im individuellen Fall schwer vorauszusehen.

Alternativ kann der Zahnarzt eine Knochenhöhle beseitigen, indem er die Wände abschleift und glättet. Durch die verminderte Knochensubstanz zieht sich nach solch einem Eingriff das Zahnfleisch noch stärker zurück, die empfindlichen Zahnhälse liegen frei, außerdem verlängern sich optisch die Zähne. Das sieht nicht schön aus. Diese radikalere Lösung hat aber einen Vorteil: Die Zahnfleischtaschen sind meist dauerhaft beseitigt. Daher ist sie eventuell vorzuziehen, wenn der behandelte Zahn in absehbarer Zeit als Pfeilerzahn für eine Brücke genutzt werden soll. Denn nur ein gesunder, parodontitisfreier Zahn garantiert langfristige Stabilität.

### Nach der Operation auf gute Mundhygiene achten

Nach der OP wird das Zahnfleisch möglichst spannungsfrei vernäht, geklebt oder mit einem Spezialverband aus einer teigigen Masse abgedeckt.

In der Mundhöhle vorhandene Erreger stellen eine Gefahr für die frische Wunde dar. Manche Zahnärzte empfehlen deshalb, nach der Operation den Mund mit antibakteriellen Lösungen zu spülen. Das soll die Keimzahl im Mund reduzieren.

Nach sieben Tagen werden normalerweise die Fäden entfernt. In der ersten

**BILD 1:** Eine Praxis sollte sauber sein.
**BILD 2:** Ein attraktives Interieur und freundliches Personal in einer Zahnarztpraxis sorgen für eine positive Grundstimmung und dämpfen eventuelle Ängste.

Zeit nach einer OP sollte der Zahnarzt alle vier Wochen nach dem Patienten sehen.

Gerade nach einer Parodontalbehandlung ist eine gute Mundhygiene nötig. Der Zahnarzt muss den Behandlungserfolg fortlaufend und zwar lebenslang kontrollieren, sonst verfliegt die Wirkung seiner Maßnahmen.

Der Parodontalpatient wird deshalb in der Regel in ein „Recall"-System eingebunden. Das heißt, bei ihm wird in regelmäßigen Abständen eine professionelle Zahnreinigung durchgeführt. Bei den Kontrollterminen wird auch die Tiefe der Zahnfleischtaschen gemessen. Nimmt sie ab, hat die Behandlung angeschlagen. Nimmt sie an einem Zahn aber zu, ist die Parodontitis hier noch nicht beseitigt.

Die Kosten für eine Parodontalbehandlung werden von den gesetzlichen Krankenkassen nur zum Teil übernommen, der Knochenaufbau ist Privatleistung. Die Privatversicherungen zahlen die Behandlung bei schweren Fällen meist vollständig, bei leichten Fällen kann die Kostenübernahme abgelehnt werden.

### Risiken und Nebenwirkungen

Folgende unerwünschte Wirkungen können bei einer Parodontalbehandlung auftreten:

Beim Reinigen der Wurzel kann durch den unsachgemäßen Einsatz von Ultraschall- und Laser-Geräten das Zahnmark durch Überhitzung beschädigt werden.

Unüberlegt eingesetzte Antibiotika können wirkungslos bleiben. Dieses Risiko lässt sich durch die vorherige Bestimmung der Erregerbakterien im Labor reduzieren.

Schwellungen und Schmerzen sind zunächst durchaus normal. Durch das Abheilen der Entzündung und das Vernarben der Schleimhaut zieht sich das Zahnfleisch dauerhaft zurück. Das sieht unschön aus und lässt die Zähne länger erscheinen. Außerdem werden durch das Zurückweichen des Zahnfleisches die empfindlichen Zahnhälse freigelegt.

### Was macht einen guten Zahnarzt aus?

Wichtig ist bei einer Zahnarztpraxis eine gute Organisation der Termine und Behandlungen: Länger als eine halbe Stunde sollten Sie in der Regel nicht warten müssen. Es kann zwar immer sein, dass Notfälle dazwischenkommen. Aber wenn sich Ihr Termin absehbar um mehr als eine Stunde verschieben wird, sollte das Praxispersonal Sie anrufen und einen neuen Termin anbieten.

Großzügige Öffnungszeiten erleichtern die Terminplanung. So wird es möglich, den Zahnarztbesuch auf die Mittagspause oder die Zeit nach der Arbeit zu legen.

Das Wartezimmer sollte ansprechend gestaltet sein. Das heißt nicht, dass Designersitzmöbel den besseren Mediziner ausmachen. Verstaubte Gummibäume und zerlesene Illustrierte müssen aber auch nicht sein. Saubere Räume, ein hübsches Interieur und freundliches Personal sorgen für eine positive Grundstimmung und dämpfen eventuelle Ängste.

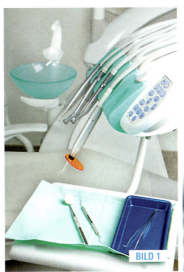
BILD 1
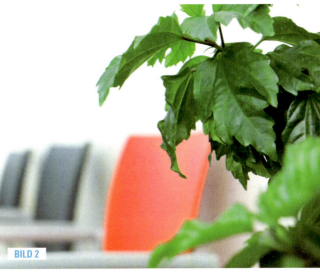
BILD 2

Ihr Zahnarzt sollte Wert auf eine gute Vorsorge legen: Er gibt Ihnen Tipps für eine bessere Zahnpflege, macht Sie auf Risikozonen in Ihrem Mund aufmerksam und informiert Sie über zahngesunde Ernährung. Kurzum, er tut alles, was in seinen Kräften steht, um Ihre Zähne gesund zu halten.

Steht eine aufwendige Behandlung an, sollte er sich Zeit für die Beratung nehmen und Ihnen die Möglichkeit geben, in Ruhe über den Behandlungsplan und den entsprechenden Kostenvoranschlag nachzudenken. Keinesfalls sollte er Ihnen noch mit dem Sauger im Mund eine rasche Entscheidung abverlangen. Sie sollen nicht das Gefühl haben, dass Ihnen hier private Zusatzleistungen oder überflüssige Eingriffe aufgedrängt werden.

Bleiben Zweifel, können Sie bei einem anderen Zahnarzt eine zweite Meinung einholen. Ihr Behandler sollte Ihnen das nicht übel nehmen.

Einige Zahnärzte haben sich auf Zahnfleischbehandlungen (Parodontologie), Wurzelkanalbehandlungen (Endontologie) oder das Implantieren von künstlichen Zahnwurzeln (Implantologie) spezialisiert, auch Oral- und Kieferchirurgen bieten Implantationen an. In schwierigen Fällen sollte Ihr Hauszahnarzt sich nicht scheuen, Sie an einen Kollegen zu überweisen. Der Nachteil: Die Spezialisten lassen sich meist privat bezahlen.

**BILD 1:** Nach Meinung vieler komplementärmedizinischen Behandler können Behandlungen durch Ohrakupunktur unterstützt und dadurch andere Medikamente eingespart werden. Schmerzen, Entzündungen, Zahnfleischbluten, Verspannungen und Behandlungsangst sollen sich so gut behandeln lassen.

# GANZHEITLICHE ZAHNMEDIZIN

Ziel der ganzheitlichen Zahnmediziner ist es, über die Zahngesundheit die Gesamtgesundheit des behandelten Menschen zu verbessern. Sie berücksichtigen deshalb nicht nur den Mundraum des Patienten, sondern beziehen den gesamten Organismus mit ein. „An jedem Zahn hängt der ganze Mensch", heißt es. Ganzheitlich orientierte Zahnärzte haben zu ihrem zahnmedizinischen Studium meist eine naturheilkundliche Zusatzausbildung absolviert, beispielsweise zum Heilpraktiker, Kinesiologen oder Osteopathen.

### Naturheilkunde ergänzt die Therapie

Die ganzheitliche Zahnbehandlung folgt einem umfassenden Konzept. Danach ist der Körper des Menschen von energetischen Bahnen, eine Art internes Informationsnetz, durchzogen. Der einzelne Zahn steht dadurch in Wechselbeziehung zu bestimmtem Organen oder Gelenken. Bei den Schneidezähnen sind es Niere, Blase, Stirnhöhle und Fuß, bei den Eckzähnen Leber, Gallenblase, Auge und Hüfte. Zahnkrankheiten führen nach dieser Lehre daher auch zu Gesundheitsstörungen in anderen Organen des Körpers.

Die Behandlung der Zahnerkrankungen selbst wird nicht viel anders ausfallen als bei einem herkömmlichen Zahnarzt.

Umgekehrt wirken nach ganzheitlichem Ansatz aber organische oder seelische Beschwerden auch auf die Zähne ein. Um diese zahnfernen Ursachen aufzu-

spüren und zu behandeln, setzen die ganzheitlichen Zahnmediziner ergänzende Diagnose- und Therapieverfahren wie Akupunktur, Laser- oder Elektroakupunktur, Kinesiologie, Osteopathie, Homöopathie, Bachblüten, Phytotherapie, Myofunktionelle Therapie, Lymphdrainage oder Magnetfeldtherapie ein.

Diese Komplementärverfahren werden von den gesetzlichen Krankenkassen meist nicht erstattet. Es gibt aber bestimmte Tarife, die zum Beispiel homöopathische Behandlungen erstatten.

### Schwerpunkte der ganzheitlichen Zahnmedizin

Ein für alle Menschen gleichermaßen gültiges Behandlungsschema gibt es bei der ganzheitlichen Zahnheilkunde nicht. Es gibt aber ein paar Grundsätze, auf die die ganzheitlichen Zahnärzte besonderen Wert legen:

Kein Amalgam: Amalgam wird als Füllstoff generell abgelehnt, weil es giftiges Quecksilber enthält. Das kann – abhängig von der Dosierung und Dauer der Belastung – diverse Erkrankungen von Unfruchtbarkeit bis zu Depressionen auslösen. Den Patienten wird geraten, alle alten Amalgamfüllungen zu entfernen und danach das im Körper gespeicherte Quecksilber „auszuleiten", also durch bestimmte Mittel wie chemische Komplexbildner (DMPS) oder auch natürliche Algenpräparate (oft der Gattung Chlorella) auszu-

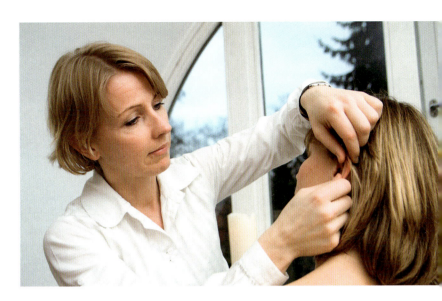

schwemmen. Werden dabei wichtige Spurenelemente mit ausgeschwemmt, sollte der Patient diese einnehmen, um die körpereigenen Vorräte wieder aufzufüllen.

Das Ausbohren der Füllungen geschieht meist in mehreren Sitzungen, dabei muss mit besonderen Schutzmaßnahmen (besonders langsamer Bohrer, Spezialsauger und Sauerstoffzufuhr) vermieden werden, dass der Patient die entstehenden Quecksilberdämpfe einatmet beziehungsweise Bruchstücke verschluckt.

Im Anschluss werden die Zähne in der Regel mit einem speziellen Zement gefüllt, der ein Jahr im Zahn bleibt, bevor dieser mit alternativen Füllstoffen versorgt wird.

Die Schulmedizin rät von der umfassenden Amalgamsanierung und Ausleitungstherapie ab. Die gesetzlichen Krankenkassen beteiligen sich am Austausch einer Amalgamfüllung nur, wenn der Zahn behandlungsbedürftig war.

Keine Antibiotika: Auf Antibiotika oder antibakterielle Wirkstoffe wie zum Beispiel Chlorhexidin wird verzichtet, weil diese nicht nur schädliche Erreger, sondern auch nützliche Bakterien vernichten. Um eine Entzündung zu verhindern oder zu beseitigen, versuchen komplementär orientierte Behandler zum Beispiel, die Abwehrkräfte des Patienten durch die Gabe effektiver Mikroorganismen (EM nach Professor Higa) oder homöopathischer Echinacea-Präparate zu stärken.

Alternativ nutzen sie pflanzliche Mittel gegen entzündliche Wunden wie zum Beispiel Teebaumöl (hochkonzentriert kann es allerdings Hautreizungen und allergische Reaktionen auslösen) oder Beinwelltinktur.

Verträglichkeitstest: Es kann sein, dass ein Patient bestimmte Materialien, die in Füllungen oder Zahnersatz enthalten sind, nicht verträgt. Er reagiert dann nach Ansicht der ganzheitlichen Mediziner mit Symptomen wie Müdigkeit, Allergien oder Abwehrschwäche. Sie empfehlen daher vor Beginn der Behandlung einen Verträglichkeitstest, um zu klären, welche Materialien Verwendung finden sollen, da jeder Mensch unterschiedlich darauf regieren kann. Zement, Gold und Keramik gelten allgemein als gut bioverträglich, im Gegensatz zu Nichtedelmetallen und minderwertigen Legierungen. Dazu zählen Inlays, Kronen und Brücken mit einem Unterbau aus einer Nichtedelmetall-Legierung oder einer Sparlegierung. Sparlegierungen ent-

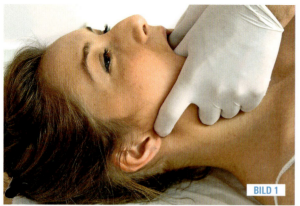
BILD 1
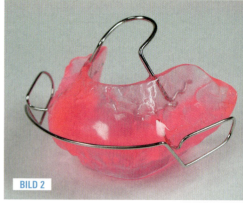
BILD 2

halten zwar Gold, jedoch nur zu einem geringen Anteil. Diese Legierungen können mit im Mund bereits vorhandenen Metalllegierungen elektrochemische Wechselwirkungen eingehen, was zu einer beschleunigten Korrosion der Materialien führt.

Auch der Kleber, mit dem Kunststofffüllungen eingesetzt werden, kann gesundheitsschädliche Bestandteile enthalten. Ein ganzheitlicher Zahnarzt fixiert Keramikinlays aus diesem Grund mit Zement statt mit Kleber.

Weisheitszähne erhalten: Den Weisheitszähnen schreiben die ganzheitlichen Zahnmediziner eine wichtige Rolle als Zentrum der körperlichen Immunabwehr zu. Funktionierende, gesunde Weisheitszähne sollten daher auf keinen Fall gezogen werden.

Einige ganzheitliche Zahnmediziner raten sogar, bei Jugendlichen den Durchbruch dieser sogenannten „Achter" aktiv zu fördern. Dazu werden bestimmte Körperorgane mit naturheilkundlichen Mitteln unterstützt oder ein Bionator verordnet. Der Bionator ist eine lose Spange, die täglich getragen werden muss. Von Kieferorthopäden wird sie besonders bei jüngeren Kindern zur Korrektur von Fehlstellungen eingesetzt.

Liegt ein Weisheitszahn allerdings falsch im Kiefer oder bricht nur halb durch, wird auch ein ganzheitlicher Zahnmediziner diesen ziehen, weil er sonst den Nachbarzahn schädigt oder zu dauernden Entzündungen führen kann.

Störfelder und Herde beseitigen: Ein zentraler Begriff der ganzheitlichen Zahnheilkunde ist der „Herd". Ein Herd ist gemäß Definition eine chronisch entzündliche Veränderung, die durch Fernwirkung andere Organe in ihrer Funktion beeinträchtigen kann. Liegen solche Störfelder im Mund, werden sie als Ursache verschiedener anderer Erkrankungen wie eine chronische Blasenentzündung oder Rheuma angesehen und sollten beseitigt werden. Ein „Herd" kann dabei eine Entzündung an einer Wurzelspitze sein (Granulom), ein nicht durchgebrochener Weisheitszahn oder eine unverträgliche Füllung, zum Beispiel auch bei wurzelbehandelten Zähnen. Ein Herd lässt sich nach Ansicht der ganzheitlichen Zahnärzte nicht immer mit den Mitteln der Schulmedizin wie etwa einem Röntgenbild lokalisieren. Wird er entfernt, bessern sich aber die entsprechenden Krankheitssymptome.

Funktionsanalyse der Kiefergelenke: Bei chronischen Verspannungen, Kopf- oder Rückenschmerzen sollten nicht nur ganzheitliche Mediziner untersuchen, ob die Kiefer richtig ineinandergreifen. Eine Fehlfunktion der Kiefer (cranio-mandibuläre Dysfunktion, CMD) kann nämlich Ursa-

**BILD 1**: Funktionsanalyse de Kiefers
**BILD 2**: Der Bionator soll bei Jugendlichen den Durchbruch der Weisheitszähne fördern.

che dieser Leiden sein, das ist auch in der Schulmedizin anerkannt.

Die Fehlfunktion kann mit Physiotherapie, Osteopathie oder Cranio-Sakral-Therapie behandelt werden. Die Funktionsanalyse wird von den meisten Kassen nicht bezahlt, eine physiotherapeutische Behandlung gibt es bei einer CMD-Diagnose auf Rezept.

Organtherapie für Zähneknirscher: Bei Zähneknirschern schützt eine Aufbissschiene zwar die Zähne, beseitigt aber nicht die Ursache des nächtlichen Kiefermahlens. Die ganzheitliche Zahnmedizin macht dafür Störungen bestimmter Organsysteme verantwortlich, bei Männern sind es oft Magen und innere Drüsen, bei den Frauen die Nebennieren. Diese sollten mit naturheilkundlichen Mitteln behandelt werden,

um das Zähneknirschen ursächlich zu beenden.

## Wie finde ich einen ganzheitlich arbeitenden Zahnarzt?

Der Begriff „ganzheitlich" ist nicht geschützt. Jeder Zahnarzt kann damit nach Belieben werben. Die Zahnmediziner, die sich ernsthaft auf die ganzheitliche Behandlung spezialisiert haben, sind meist Mitglied in der Internationalen Gesellschaft für ganzheitliche Zahnmedizin (www.gzm.org) oder im Bundesverband der naturheilkundlich tätigen Zahnärzte in Deutschland e.V. (www.bnz.de). Auf den Webseiten dieser Verbände finden sich Adressen der in einer Stadt oder einem Bundesland tätigen ganzheitlichen Zahnmediziner.

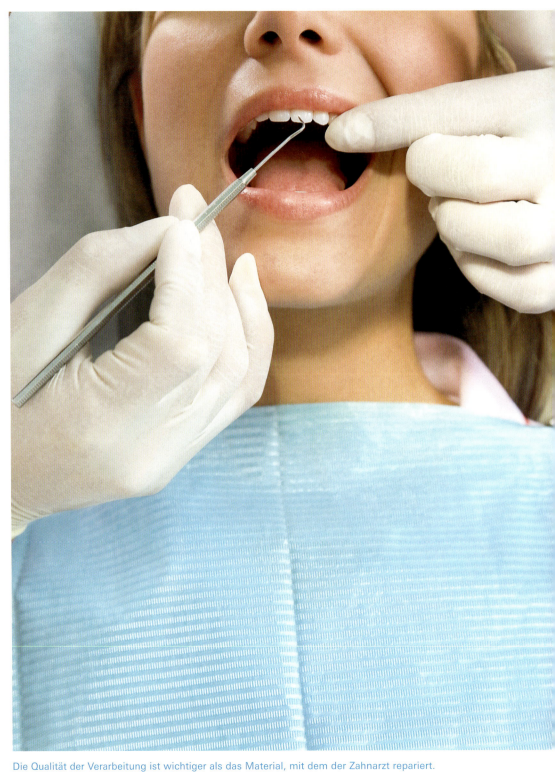
Die Qualität der Verarbeitung ist wichtiger als das Material, mit dem der Zahnarzt repariert.

# REPARATUREN
## AN DEN ZÄHNEN

Mit welcher Technik der Zahnarzt einen Zahn repariert, richtet sich nach dem Ausmaß des Schadens und dem Zustand des restlichen Gebisses. Bei keinem Werkstoff lassen sich gesundheitliche Risiken komplett ausschließen. Wichtiger als das Material ist aber die Qualität der Verarbeitung. Unter einem schlampig hergestellten und schlecht sitzenden Goldinlay kann sich schneller wieder eine Karies ausbreiten als am Rand einer gut gemachten Amalgamfüllung.

## WELCHES FÜLLMATERIAL IST AM BESTEN?

Muss ein Loch in einem Backenzahn gefüllt werden, bezahlt die gesetzliche Krankenkasse eine Amalgamplombe. Dieses Amalgam ist eine sehr stabile Legierung aus Silber, Zinn, Kupfer und Quecksilber. Das bewährte Füllungsmaterial – 2002 waren noch 90 Prozent der Bevölkerung Amalgamträger – könnte aber bald vom Markt verschwinden. Die UN-Umweltminister erarbeiten derzeit eine Regelung, die das giftige Metall Quecksilber weltweit verbieten soll. In Schweden ist der Einsatz bereits seit Juni 2009 untersagt.

Unstrittig geben die Amalgamplomben in geringsten Mengen Quecksilber ab und sorgen so für einen erhöhten Quecksilberspiegel in Blut, Urin und Organen wie Leber, Gehirn und Nieren. Aus dieser Belastung ergibt sich aber nicht zwangsläufig

eine Gesundheitsgefahr. In der Homöopathie zum Beispiel werden quecksilberhaltige Präparate sogar zur Behandlung eingesetzt. Es kommt immer auf die Dosis an.

Um die Quecksilberbelastung des Körpers zu testen, können Blut und Urin analysiert werden. Speicheltests haben keine Aussagekraft. Als kritische Grenze, ab der eine gesundheitsschädliche Wirkung nachgewiesen ist, gelten 100 Mikrogramm Quecksilber pro Liter Urin und 30 Mikrogramm Quecksilber pro Liter Blut.

Wer einer kritischen Belastung ausgesetzt ist, darf aber nicht nur an Amalgam in Zahnplomben als einzige Ursache denken. Es gibt zahlreiche andere Quellen, aus denen das Quecksilber stammen kann, zum Beispiel Meeresfische wie Thunfisch und der Rauch von Zigaretten.

**BILD 1:** Karies mit Pulpaöffnung
**BILD 2:** Oben: Amalgamfüllung
Unten: Kunststofffüllung
**BILD 3:** Randspalt
**BILD 4:** Feine Feile für Wurzelbehandlungen

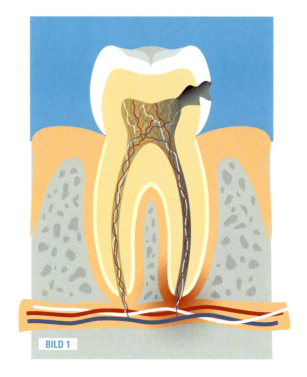

BILD 1

In deutschen Zahnarztpraxen ist die Verwendung von Amalgam eingeschränkt: Bei Schwangeren und stillenden Müttern wird es in Deutschland nicht benutzt, auch nicht bei Patienten mit Nieren- oder Nervenleiden, für Wurzelfüllungen oder als Aufbaumaterial unter Kronen und Brücken. Im Milchgebiss sollte es nicht, kann aber offiziell verwendet werden.

Die gesetzlichen Krankenkassen erstatten auch bei Kindern im Seitenzahnbereich nur die Kosten für Amalgamfüllungen, eine Kunststofffüllung ist private Zusatzleistung.

## Zahnärzte schätzen Amalgam

Die Quecksilberlegierung Amalgam lässt sich einfach und schnell verarbeiten, füllt problemlos auch größere Defekte und ist lange haltbar. Füllungen in den Backenzähnen halten im Durchschnitt acht bis zehn Jahre und länger. Dieser Wert kann aber in Einzelfällen erheblich über- oder unterschritten werden. Das gilt auch für die folgenden Angaben zur Haltbarkeit von Kunststofffüllungen und Inlays.

Amalgam ist optisch auffällig, aber nach wie vor eine günstige Lösung für Patienten, die sich nur auf Kassenkosten behandeln lassen möchten.

Ein Vorteil dieses Materials: Austretende Metallionen halten Bakterien auf Distanz. „Selbst um ältere Amalgamfüllungen, die schon einen großen Randspalt haben, machen die Bakterien einen großen Bogen", erzählt ein Behandler. „Da ist dann alles dunkel verfärbt, aber hart und damit nicht kariös".

Zu beachten ist, dass Amalgam in seltenen Fällen Allergien oder Schleimhautreizungen auslösen kann.

Da Amalgam Hitze und Kälte gut leitet, versieht der Zahnarzt den Boden der gesäuberten Höhlung vor dem Füllen zunächst mit einer Unterfüllung, die das Zahnmark vor Hitze und Kälte schützt. Dann stopft er das krümelige Amalgam in kleinen Portionen in das Loch.

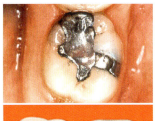
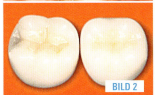
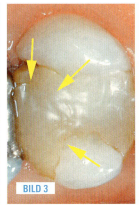
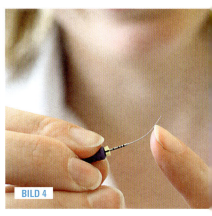

BILD 2  BILD 3  BILD 4

Reicht der Defekt bis in den Zahnzwischenraum, muss der Zahnarzt für einen korrekten Abschluss der Füllung ein Metallband um den Zahn legen und es in der Zahnfleischfurche verkeilen. So wird auch vermieden, dass Amalgam unter das Zahnfleisch gelangt und dort den Zahnhalteapparat schädigen kann.

Wichtig: In den ersten zwei Stunden nach der Behandlung sollte der Patient nichts essen. Das Amalgam braucht dann 12 bis 24 Stunden, bis es komplett ausgehärtet ist.

In einer zweiten Sitzung (!) muss die raue Metalllegierung nachpoliert werden, um die Oberfläche zu verdichten und zu vergüten. Auf einer glatten Oberfläche kann sich keine Plaque ablagern.

## Amalgam nach und nach ersetzen

Auch wenn Quecksilber gesetzlich verboten werden sollte, ist es trotzdem nicht nötig, sofort alle Amalgamfüllungen zu entfernen und gegen Kunststofffüllungen, kostspielige Inlays oder Kronen auszutauschen.

Ganzheitlich orientierte Zahnärzte bieten so eine umfassende Gebisssanierung im Rahmen einer Ausleitungstherapie (siehe Seite 51) an. „Das ist Unsinn", meinen etliche Hochschulmediziner.

Der Körper kann beim Ausbohren mehrerer Plomben stärker durch Quecksilber belastet werden als wenn diese im Mund verbleiben.

Im Rahmen einer Ausleitungstherapie werden von den Ärzten manchmal auch per Infusionslösung Medikamente (Chelatbildner) verabreicht, die die Ausscheidung von Quecksilber aus dem Körper in Gang bringen. Dabei werden gleichzeitig aber auch andere für den Körper wertvolle Metallverbindungen ausgeschwemmt. Außerdem ist die Wirkung dieser Medikamente im Nervengewebe und Gehirn gering, wo das Quecksilber seine schädliche Wirkung entfaltet.

Unsere Empfehlung: Ersetzen Sie die Amalgamplomben nach und nach, wenn sie defekt werden und ohnehin saniert werden müssen.

## Zement, Kompomere und Komposite

Glasionomerzemente lassen sich einfach und schnell verarbeiten, sie sind gesundheitlich gut verträglich. Für die Füllung muss kaum Zahnsubstanz geopfert werden. Ein weiterer Vorteil: Die Zemente geben allmählich Fluorid ab.
Nachteilig ist, dass die Oberfläche vergleichsweise rau ist, wodurch sich eher Plaque bilden kann. Sie sind nicht so haltbar wie Amalgam- und Kunststofffüllungen und anfälliger gegen Bruch und Abrieb. Die durchschnittliche Lebensdauer beträgt zwei bis fünf Jahre. Zementfüllun-

**BILD 1:** Um einen Zahn beim Bearbeiten absolut trocken zu halten, kann der Zahnarzt ein ausgestanztes Gummituch (Plastik oder Latex) darüberziehen, das vor dem Mund verspannt wird (der sogenannte Kofferdam).

gen werden vorwiegend bei Milchzähnen, als Übergangslösung bei Schwangeren und an Zahnhälsen eingesetzt.

Kompomere sind Mischungen aus Zement und Kunststoff, die ebenfalls vorwiegend als Übergangslösung verwendet werden. Sie lassen sich einfach verarbeiten, sind zahnfarben und sehen natürlicher aus als die Glasionomerzemente. Auch die Kompomere geben langsam Fluorid ab.

Nachteile: Sie müssen mit einem Dentinkleber am Zahn befestigt werden. Gesundheitsrisiken durch den Kleber und die Kunststoffbestandteile sind noch nicht abschließend geklärt. Allergien sind selten.

Kompomere schrumpfen beim Aushärten. Bei unsachgemäßer Verarbeitung kann ein Randspalt entstehen, in den später Bakterien eindringen. Ihre Haltbarkeit ist auf durchschnittlich zwei bis fünf Jahre begrenzt.

Komposite sind zahnfarbene Kunststoffe. Die Kasse zahlt Kompositfüllungen bei den Vorderzähnen, bei den Backenzähnen nur bei einer durch einen Hautarzt oder Allergologen nachgewiesenen Amalgam-Unverträglichkeit.

Die Verarbeitung dieser Kunststoffe ist zeitintensiv und aufwendig. Für eine dreiflächige Füllung muss der Zahnarzt zirka eine Stunde veranschlagen. Und während der Verarbeitung dürfen die vorbehandelte Zahnsubstanz und die verwendeten Füllungsmaterialien nicht mit Speichel in Berührung kommen, weil dies die spätere Haftung und Dichtigkeit der Füllung massiv beeinträchtigt.

Bei unruhigen Kindern, die noch nicht so lange ruhig sitzen bleiben, den Mund nicht lange aufsperren und dabei auch noch die Zunge still halten können, lassen sich Komposite daher nicht gut verwenden. Bei ihnen wird man eher auf eine Zementfüllung ausweichen.

Eine gute Möglichkeit, um den zu behandelnden Zahn optimal trocken zu halten, ist ein Kofferdam.

---

**TIPP**   **Gold und Amalgam können zu Spannungen führen**

Tragen Sie ein Goldinlay, sollten die Zähne, die mit dem Gold in Berührung kommen, nicht mit einer Amalgamfüllung versorgt werden. Sonst wird über den Speichel zwischen dem edlen und dem unedlen Metall ein elektrochemisches Element (wie bei einer Batterie) gebildet, das sich im Mund mit einem Kribbeln bemerkbar macht, weil dann elektrischer Strom fließt.

Dabei können sich Bestandteile aus dem Amalgam lösen und das Zahnfleisch dunkel färben. Diese Probleme gibt es vor allem beim Legen neuer Füllungen, nicht oder kaum bei alten intakten Amalgamfüllungen.

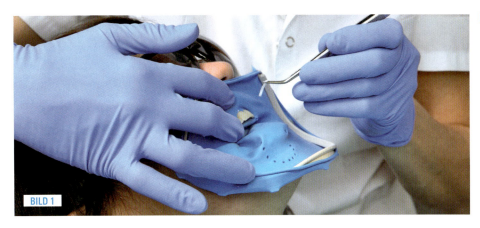

BILD 1

### KOFFERDAM ZUM TROCKEN HALTEN

Um einen Zahn beim Bearbeiten absolut trocken zu halten, kann der Zahnarzt ein ausgestanztes Gummituch (Plastik oder Latex) darüberziehen, das vor dem Mund verspannt wird. Der sogenannte Kofferdam ist aufwendig und für die Patienten nicht sehr angenehm, da er unter anderem die Mundatmung behindert. Die Klemme, die das Tuch am Zahn festhält, kann auch ins Zahnfleisch zwicken. Bei Kompositfüllungen sollte auf ein Kofferdam aber in der Regel nicht verzichtet werden.

So wird eine Kompositfüllung gelegt: Zahnschmelz und Zahnbein werden zunächst mit Phosphorsäure aufgeraut, dann trägt der Zahnarzt einen Dentinkleber auf, der in die feinen Kanälchen des präparierten Zahnbeins fließt und zugleich den Kunststoff in der präparierten Höhlung festhält.
Der Kunststoff wird dann tröpfchenweise aufgetragen, die einzelnen Schichten jeweils durch Blaulicht gehärtet und die Oberfläche abschließend poliert.
Komposite schrumpfen beim Aushärten geringfügig. So kann ein Randspalt entstehen, in den Bakterien eindringen. Mit einer sorgfältigen Verarbeitung kann der Zahnarzt das Risiko weitgehend ausschalten. Das Problem in der Praxis: Die wenigsten Zahnärzte halten die von den Herstellern empfohlenen langen Verarbeitungszeiten ein, weil dies im Honorarsystem nicht berücksichtigt wird: „Zwei Stunden bei einer dreiflächigen Füllung bezahlt uns doch keiner!", heißt es. Manche Zahnärzte stellen ihren Zeitaufwand auch privat in Rechnung.

Vorteil: Es muss kaum gesunde Zahnsubstanz abgetragen werden.

Nachteile: Gesundheitsrisiken durch austretende Stoffe aus Kleber und Kunststoff sind wissenschaftlich noch nicht geklärt, zunehmend treten Allergien bei Zahnärzten auf. Kompositfüllungen können sich mit der Zeit verfärben. Oft genügt aber eine Politur, um die Verfärbungen zu beseitigen. Komposite halten im Durchschnitt vier bis neun Jahre.

### Inlays aus Gold oder Keramik

Inlays werden nach einem individuellen Abdruck vom Zahntechniker angefertigt.

Bewährt haben sich dabei Inlays aus Gold, die schon seit vielen Jahrzehnten zum Repertoire der Zahnärzte gehören. Sie vertragen eine hohe Kaubelastung, sind gesundheitlich unbedenklich und halten im Schnitt zehn bis 15 Jahre oder auch länger. Allergien sind selten. Nachteil: Goldinlays sind auffällig und teuer, der Preis ist abhängig vom aktuellen Gold-

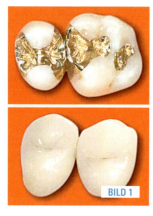
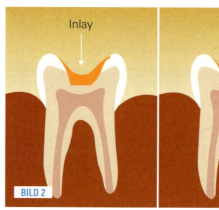

**BILD 1:** Oben: Goldinlay. Unten: Keramikinlays sind vom echten Zahn kaum zu unterscheiden.
**BILD 2:** Großflächige Inlays, die einen oder zwei Randhöcker eines Zahnes umfassen, werden Onlays genannt.

preis. Die gesetzlichen Kassen erstatten nur den Preis einer Amalgamfüllung.

Das Goldinlay erfordert von Zahnarzt und Zahntechniker eine hohe Präzision. Für das Abdrucknehmen und Einsetzen sind zwei Sitzungen nötig. Nach dem Abdruck des präparierten Zahnes erstellt der Zahntechniker ein Gipsmodell, nach dem das Inlay gegossen wird. Das Inlay wird anschließend vom Zahnarzt mit Zement im Zahn befestigt. Die Ränder schließen bei Goldinlays meist sehr dicht.

Insbesondere bei großflächigen Inlays, die einen oder zwei Randhöcker eines Zahnes umfassen (Onlay), hat sich Gold bewährt. Es hat ungefähr die gleiche Härte wie natürlicher Zahnschmelz.

Das Onlay muss aber vom Patienten privat bezahlt werden. Die gesetzliche Krankenkasse gibt auch in dem Fall nur den Festzuschuss für eine einfache Füllung. Müssen allerdings alle Höcker ersetzt werden, ist eine Teilkrone nötig, für die es dann wiederum einen Festzuschuss gibt.

Keramikinlays sind vom echten Zahn kaum zu unterscheiden. Sie halten bis zu zwölf Jahre. Allerdings sind sie härter als der natürliche Zahnschmelz und können, wenn Form und Größe nicht perfekt gera-

ten sind, den gegenüberliegenden Zahn abschleifen. Für bekannte „Zähneknirscher" ist Vollkeramik deshalb auch nicht zu empfehlen.

Keramik ist sehr spröde und kann leicht brechen. Das Inlay braucht daher eine Mindestdicke von 1,5 Millimetern. Für ein Keramikinlay muss der Zahnarzt also etwas mehr gesunde Zahnsubstanz abtragen als für ein Goldinlay. Keramik ist gut verträglich, wird aber mit einem Kunststoff eingeklebt, dessen langfristige Verträglichkeit noch nicht erwiesen ist.

Keramikinlays sind teurer als Goldinlays. Die Kasse erstattet im nicht sichtbaren Seitenzahnbereich nur den Preis einer Amalgamfüllung.

Das Inlay wird nach einem Gipsmodell modelliert, das der Zahntechniker von einem Abdruck anfertigt. Für das Abdrucknehmen und Einpassen sind zwei Sitzungen nötig. Beim Verarbeiten müssen Zahnarzt und Zahntechniker eine sehr hohe Präzision einhalten.

Das Einsetzen ist zeitaufwendig. Zunächst wird die Höhlung beim Zahnarzt mit Phosphorsäure angeraut, dann ein Dentinkleber und darauf ein Kunststoff aufgetragen. In diese Kunststoffauskleidung wird das Inlay eingesetzt. Der primä-

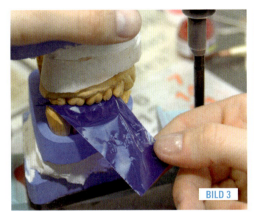 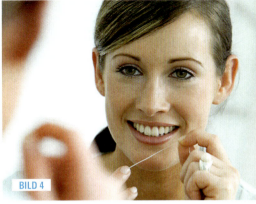

**BILD 3**: Der Zahntechniker überprüft am Modell den Biss.
**BILD 4**: Ein Warnsignal für den Patienten ist es, wenn er später beim Gebrauch von Zahnseide am Rand des Onlays hängenbleibt.

re Randschluss ist meist nicht so exakt wie bei Goldinlays, dies wird jedoch durch das Auffüllen mit dem Kunststoffmaterial ausgeglichen.

Cerec-Inlays sind Keramikinlays, die direkt in der Praxis oder in einem angeschlossenen Labor von einem Computer aus einem Keramikblock herausgefräst werden. In einer Sitzung wird das Loch präpariert, Form und Größe werden von einer 3-D-Spezialkamera erfasst, die die Daten in den Computer einspeist. Der schleift das individuell passende Inlay, das dann sofort vom Zahnarzt eingesetzt werden kann.

Das spart Zeit, die Herstellung von Hand durch einen Zahntechniker entfällt. Das Verfahren muss allerdings erprobt sein und zur Praxisroutine gehören.

Im Durchschnitt ist ein Cerec-Inlay bruchfester, aber eher teurer als ein normales Keramikinlay, weil der Zahnarzt die Investition in den Fräscomputer wieder einspielen muss.

Ein Nachteil kann sein, dass es die Keramikblöcke nur in vier Farbvarianten gibt. Meist muss das Inlay deshalb noch vom Zahntechniker glasiert, manchmal auch farblich angepasst werden. Die Kosten trägt der Patient.

### Worauf der Zahnarzt bei Füllung oder Inlay achten muss

Bei Füllungen oder Inlays muss die Oberfläche, beim Backenzahn also die Höcker und Täler, der natürlichen Zahnkontur möglichst exakt nachgebildet werden, damit der Kontakt zum Gegenzahn stimmt.

Nach dem Setzen eines Inlays oder dem Legen einer Füllung muss der Kontakt zu den beiden Nachbarzähnen stimmen. Die Zähne dürfen sich nur an einem Punkt (Kontaktpunkt) berühren. Die Spannung muss so groß sein, dass ein Stück Zahnseide erst mit etwas Druck zwischen beide Zähne rutscht. Ist die Spannung zu groß, erzeugt dies ein Druckgefühl. Ist der Kontaktpunkt zu schwach, können Speisereste zwischen den Zähnen hängenbleiben.

Der Zahnarzt muss nach dem Legen einer Füllung oder dem Setzen eines Inlays den Biss überprüfen. Sie dürfen nicht das Gefühl haben, dass ein Teil der Füllung höher liegt und beim Aufbeißen stärker belastet wird. Zur Kontrolle legt der Zahnarzt einen dünnen Streifen farbige Folie zwischen Ober- und Unterkiefer und lässt den Patienten darauf herumkauen. Das hinterlässt auf der Kaufläche farbige Punkte. An der Größe, Anzahl und Lage der

**BILD 1:** Bei Keramikkronen kommt es besonders auf die exakte Nachbildung der natürlichen Zahnform an.
**BILD 2:** Bei vorzeitig verlorenen Milchzähnen besteht das Risiko, dass Nachbarzähne in die Lücke wandern und für die bleibenden Nachfolger versperren. Daher sollte das Kind nachts eine lose Klammer als Lückenhalter tragen.

Druckpunkte kann der Zahnarzt erkennen, ob die Arbeit gut sitzt oder nicht. Wenn eine Füllung oder ein Inlay nach dem Einsetzen zu hoch ist, muss er sie beziehungsweise es beschleifen, bis alles passt.

Nehmen Sie diese Feinarbeiten ernst und geben Sie dem Zahnarzt eine möglichst genaue Meldung über Ihr Gefühl beim Kauen. Eine ungleichmäßige Belastung schadet auf Dauer Zähnen und Kiefergelenk und kann zu permanenten Schmerzen führen.

Der frisch gefüllte Zahn kann noch ein paar Tage oder sogar Wochen empfindlich auf Hitze oder Kälte reagieren.

Wenn Sie mit der Zahnseide an einer Füllung ständig hängenbleiben oder diese zerfasert, steht die neue Füllung über. Der Zahnarzt muss sie dann nachbessern.

Wenn die Füllung oder das Inlay nicht optimal mit dem Zahn abschließt, bildet sich ein mit bloßem Auge oft nicht sichtbarer Randspalt. In den können Bakterien eindringen und erneut eine Karies (Sekundärkaries) verursachen.

---

**INFO**   **Gute Pflege bleibt wichtig**

Die Haltbarkeit von Füllungen und Inlays hängt stark von der individuellen Mundhygiene ab.

Auch Materialien, die im Allgemeinen als nicht so haltbar gelten, können bei guter Pflege lange Zeit ihren Dienst tun. Allerdings muss man sich stets darüber im Klaren sein, dass das Kariesrisiko bei gefüllten Zähnen in der Regel höher ist als bei gesunden. Eine Füllung bietet also keinen Schutz vor Karies. Das liegt daran, dass der Füllungsrand, also die Grenze zwischen Zahnschmelz und Füllmaterial, immer einen Problembereich darstellt, an dem sich neue Karies bilden kann.

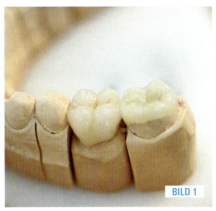

BILD 1

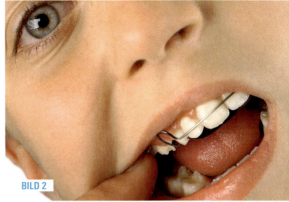

BILD 2

## KRONEN UND CO.

Ist der Zahn schon so morsch, dass keine stabilen Wände mehr übrig sind, kann der Zahnarzt mit Füllung, Inlay oder Onlay nichts mehr ausrichten. Der verbliebene Zahnrest muss mit einer Krone umfasst werden.

Voraussetzung ist: Unter der Krone muss vor dem Einsetzen alles gesund sein. Der Zahnarzt muss Karies sowie alte Füllungen entfernen. Auch muss eine eventuell vorher durchgeführte Wurzelkanalbehandlung erfolgreich beendet worden sein. Hat sich um eine Wurzelspitze eine schmerzhafte Entzündung gebildet, müsste die neue Krone sonst wieder abgenommen und der Wurzelkanal erneut behandelt werden.

Vor dem Anfertigen der Krone muss geprüft werden, ob der Kieferknochen an der Stelle intakt ist und der Zahn fest sitzt. Entzündungen von Zahnfleisch oder Zahnhalteapparat müssen erst abheilen (siehe Seite 43), bevor eine Krone aufgesetzt wird.

### Kronen für Kinder?

Sind Milchzähne bei kleinen Kindern stark durch Karies zerstört, wird es aber noch einige Zeit dauern, bis sie ausfallen, sind vorgefertigte (konfektionierte) Kinderkronen aus Edelstahl eine gute Lösung. Sie sind haltbarer als Füllungen, ein neuer Kariesbefall ist so gut wie ausgeschlossen.

Nachteil: Sie sind auffällig. Ein Zahnmediziner empfiehlt deshalb, sie den Kindern als „Roboterzähne" anzupreisen, was als cool gilt. Zahnfarbene Kunststoffverblendungen für die Backenzähne machen hier keinen Sinn, sie nutzen sich durch das Kauen zu sehr ab.

Backenzahnkronen für Kinder sollen stramm sitzen, sie rasten quasi auf dem speziell zugeschliffenen Zahnstumpf ein. Das gibt ihnen Halt.

Für die Vorderzähne gibt es vorgefertigte Metallkronen mit zahnfarbener Verblendung, allerdings nur in einer Farbe.

Für ein Überkronen von Milchzähnen gibt es gute Argumente: Zerstörte Milchzähne dürfen nicht so ohne Weiteres gezogen werden. Erst anderthalb Jahre vor dem Durchbruch des bleibenden Zahnes hat die Extraktion keinen hemmenden Einfluss mehr auf die Entwicklung des darunter liegenden Zahnkeims. Geht ein Milchzahn vorzeitig verloren, müsste das Kind nachts eine lose Klammer als Lückenhalter tragen, damit die Nachbarzähne nicht in die Lücke wandern und sie für den bleibenden Nachfolger versperren.

Ist die Zahnwurzel des von Karies zerstörten Milchzahns aber schon zur Hälfte

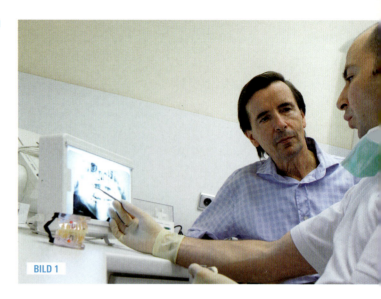
BILD 1

vom bleibenden Nachfolger aufgelöst (resorbiert) worden, ist eine Kronenbehandlung überflüssig, der Zahn kann gezogen und der Durchbruch des Nachfolgers abgewartet werden.

### Die sorgfältige Verarbeitung entscheidet

Entscheidend für die Qualität der eingesetzten Krone ist nicht nur das Material, sondern vor allem die sorgfältige Vorarbeit des Zahnarzts und das Geschick des Zahntechnikers, die die Passgenauigkeit und damit die Lebensdauer dieser Zahnreparatur bestimmen.

Aus Statistiken lässt sich angeben, dass nach zehn Jahren im Schnitt noch 94 Prozent der Kronen intakt sind, nach 15 Jahren noch 83 Prozent, nach 20 Jahren fast die Hälfte. Für die lange Haltbarkeit der Krone ist aber auch der Patient verantwortlich, der die Zähne, Zahnzwischenräume und den Zahnfleischrand gut pflegen muss. Die schlechteste Haltbarkeit haben im Allgemeinen Kronen auf Vorderzähnen, die eine Wurzelbehandlung hinter sich haben und danach mit einem Stift versorgt wurden. Die tote Wurzel ist dann nicht mehr sehr stabil, sie – oder der Stift – kann relativ schnell brechen.

Bei überkronten wurzelbehandelten Zähnen kann es auch eher passieren, dass der Patient eine beginnende Karies nicht bemerkt. Schließlich fehlt ja der Nerv. Wird die Karies unter der Krone auf einer Röntgenaufnahme endlich entdeckt, kann es eventuell schon zu spät sein, um den Restzahn noch zu retten.

### ZÄHNE ALTERN, DIE KRONE NICHT

Bei allen zahnfarbenen Kronen gibt es ein Problem: Mit der Zeit färben sich die übrigen echten Zähne dunkler, denn die Zahnschmelzschicht wird im Alter dünner und das dunklere Dentin schimmert stärker durch. Es kann daher sein, dass die Krone nach ein paar Jahren auffällig weißer aus der Zahnreihe hervorleuchtet.

Nach dem Wegschleifen aller kariesbedingten Schäden dichtet der Zahnarzt gegebenenfalls eine zu dünne Zahnbeinschicht über der Pulpa mit einer Unterfüllung ab, um den Zahnrest für die Krone zu präparieren. Bei einem wurzelbehandelten, hohlen Zahn kann er in den Wurzelkanal einen Stift einsetzen, damit die Krone einen stabilen Unterbau bekommt. Be-

KRONEN UND CO.   **65**

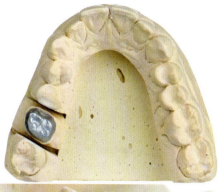

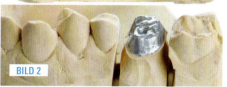

**BILD 1**: Entscheidend für die Qualität der eingesetzten Krone ist nicht nur das Material, sondern sind vor allem die sorgfältige Vorarbeit des Zahnarzts und das Geschick des Zahntechnikers.
**BILD 2**: Der Zahntechniker gießt oder modelliert die Krone nach dem Modell des präparierten Stumpfes und passt die Krone dann in das Gipsmodell der beiden Kiefer ein.

währt haben sich zahnfarbene Quarz- oder Glasfaserstifte, die es in verschiedenen Größen gibt. Sie besitzen im Gegensatz zu Metallstiften eine gewisse Elastizität. Die starren Metallstifte belasten die Wurzelwand stärker, damit ist auch die Gefahr von Würzelbrüchen größer. Wenn eine Vollkeramikkrone geplant ist, kommen Metallstifte (vorgefertigte oder individuell gegossene) ohnehin nicht in Frage, weil das dunkle Metall durchschimmern würde. Außerdem führt es durch Oxidbildung häufig zu Verfärbungen im Zahnhalsbereich.

Um den Stift herum wird dann der Stumpf modelliert. Der Zahnarzt baut den Zahnrest mit Zement oder Kunststoff zu einem Stumpf auf. Der Stumpf wird dann in Form geschliffen. Für eine Metallgusskrone kann der Zahnrest einfach schräg (tangential) beschliffen werden, so dass er einen Konus bildet.

Wenn eine mit zahnfarbener Keramik verblendete Krone geplant ist, sollte er zum Rand hin in Form einer Hohlkehle oder einer Stufe auslaufen. Nur so hat der Zahntechniker genug Platz, um über dem dünnen Metallkern die keramische Verblendmasse aufzubringen.

Um den künftigen Kronenrand beim anschließenden Abdruck genau abzubilden, wird das Zahnfleisch mit einem Abdruckfaden zur Seite gedrückt. Das Zahnfleisch kann dabei bluten, manche Abdruckfäden enthalten daher ein blutstillendes Mittel. Sehr wichtig: Der Zahn muss für den Abdruck trocken sein, Speichel oder Blut könnten die Genauigkeit des Abdrucks vermindern. Auch ein Abdruck des Gegenkiefers ist nötig, um die Krone zu gestalten. Sind die Abdrücke gemacht, setzt der Zahnarzt eine provisorische Krone aus Kunststoff auf den Zahnstumpf.

Der Zahntechniker gießt oder modelliert die Krone nach dem Modell des präparierten Stumpfes und passt die Krone dann in das Gipsmodell der beiden Kiefer ein. Die sind auf ein Gestell montiert, mit dem er den Zusammenbiss der oberen und unteren Zahnreihe simuliert und so überprüft, ob Form und Position der künstlichen Zahnkrone stimmen. Die Krone wird entsprechend bearbeitet und an den Zahnarzt geschickt. Das kann ein bis zwei Wochen dauern.

Der Zahnarzt prüft Form und Sitz der Krone im Mund des Patienten, ohne sie gleich einzuzementieren oder einzukleben,

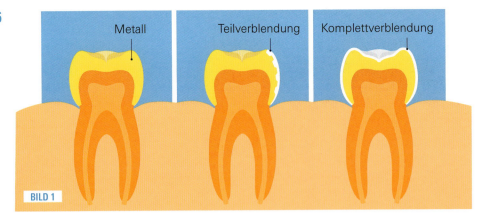

BILD 1

kontrolliert mit Farbpapier und Zahnseide den Kontakt zu den gegenüberliegenden und den benachbarten Zähnen, bearbeitet und poliert die Krone, bis sie endgültig passt.

Wichtig ist, dass die Krone glatt und ohne Ritze oder Stufe in den natürlichen Zahn übergeht. Ein Randspalt von 0,05 Millimetern gilt als hervorragend, üblich sind 0,2 Millimeter. Zum Vergleich: Ein Haar ist etwa 0,1 Millimeter dick. Steht der Rand der Krone über oder gibt es einen Randspalt, können sich dort Essensreste festsetzen. Damit droht ein erhöhtes Kariesrisiko.

Ein Warnsignal für den Patienten ist es, wenn er später beim Gebrauch von Zahnseide unter der Krone hängenbleibt. Dann muss der Zahnarzt nachbessern.

Wenn die Krone noch oberhalb des Zahnfleisches endet, kann der Rand leichter saubergehalten und besser vom Zahnarzt kontrolliert werden, als wenn der Rand unter dem Zahnfleisch liegt. Bei Kronen mit Metallkern sieht das aber unschön aus, weil sie einen Metallrand haben und so der Übergang vom künstlichen zum natürlichen Zahn zu sehen ist. Daher lässt man diese Kronen oft unter dem Zahnfleischrand enden. Das erhöht allerdings das Risiko von Zahnfleischentzündungen und Entzündungen des Zahnhalteapparats. Liegt der Kronenrand zu nah am Kieferknochen, kann sich dieser lokal abbauen.

Und: Der Kontakt zu den Nachbarzähnen muss stimmen. Sie dürfen sich nur an einem Punkt, dem „Kontaktpunkt", berühren. Ist der zu stramm, erzeugt das ein Spannungsgefühl. Ist er zu locker, können Speisereste im Zahnzwischenraum hängenbleiben.

Sitzt die Krone zu hoch, kann das die Gegenzähne belasten und zu Schmerzen im Kiefergelenk führen. Der Mund ist eine äußerst empfindliche Region, so dass der Patient selbst Unterschiede von einem hundertstel Millimeter spürt.

Nach dem Einsetzen einer Krone können die Zähne noch länger empfindlich auf Temperaturreize reagieren.

### Teilkrone besser für Zahn und Zahnfleisch

Eine Krone, die beim Backenzahn alle vier Höcker umfasst und damit die gesamte Kaufläche abdeckt, aber noch nicht ganz bis hinunter zum Zahnfleisch reicht, ist eine Teilkrone. Die Teilkrone wird von den gesetzlichen Kassen anteilig ersetzt. Eine Teilkrone ist immer noch eine bessere Lösung als eine Vollkrone, denn es bleibt mehr natürliche Zahnsubstanz erhalten. Außerdem ist die Teilkrone besser für das Zahnfleisch, denn unter dem Rand einer Vollkrone zieht sich das Zahnfleisch im

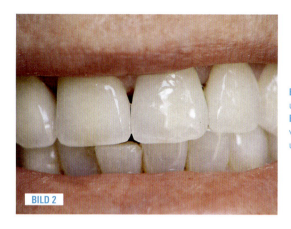

**BILD 1**: Metallkrone, Teilverblendung und Komplettverblendung
**BILD 2**: Eine gut gemachte Krone ist vom natürlichen Zahn fast nicht zu unterscheiden.

Laufe der Zeit zurück. Nachteil: Eine Teilkrone hat eine größere Randlänge. Daher ist auch das Risiko größer, dass sich ein Randspalt bildet, in den Kariesbakterien eindringen können.

### Kronen aus Metall oder Keramik

Bei Teil- und Vollkronen gibt es verschiedene Ausfertigungen, die sich im Preis unterscheiden. Einfache Edelstahlkronen dienen der bloßen Wiederherstellung des Gebisses und erfüllen keine besonderen ästhetischen Anforderungen.

Hochwertige Kronen sind an die individuellen ästhetischen Bedingungen im Mund angepasst und ähneln in Form und Farbe am ehesten dem natürlichen Zahn. Ihre Herstellung ist aufwendiger, die eleganteste Lösung ist deshalb auch die teuerste.

Die silber- oder goldfarbene Vollgusskrone aus Edelmetall ist langlebig und bewährt. Je höher der Goldanteil, desto geringer ist die Gefahr, dass das Metall korrodiert, das heißt, dass sich durch den Speichel Bestandteile daraus lösen. Außerdem lässt sich eine Legierung mit höherem Goldanteil besser verarbeiten, was eine höhere Passgenauigkeit bewirkt.

Die gesetzlichen Kassen erstatten nur Edelstahlkronen. Wünscht der Patient eine Hochgoldkrone, muss er dazubezahlen. Auf hochglanzpolierten und zum Rand hin dünn auslaufenden Hochgoldkronen kann sich kaum Plaque ablagern. Nachteil: Auch die Goldkronen sind natürlich deutlich sichtbar.

Die Galvanokrone hat eine hohe Passgenauigkeit und sieht gut aus. Vom Beschleifen des Zahnrests bis zum Anpassen der Krone sind drei Sitzungen nötig. Der präparierte Zahnstumpf wird mit einer anschmiegsamen Kappe aus fast reinem Gold versehen. Darauf kommt eine Verblendung aus Keramik. Der Goldton schimmert durch die Keramikschicht, damit lässt sich die echte Zahnfarbe gut nachbilden. Die Galvanokrone ist gut verträglich. Auf der glatten Oberfläche sammelt sich kaum Plaque.

Nachteile: Sie ist sehr teuer, außerdem ist manchmal der feine Goldrand sichtbar. Dieser Goldrand ist weich und kann bei einer professionellen Zahnreinigung beschädigt werden.

Eine Standardverblendkrone hat einen Kern aus Metall, ist aber im sichtbaren Bereich, also an der Wangen- oder Lippenseite, mit Keramik überzogen. Sie ist haltbar und noch erschwinglich.

Kronen, die auch auf der Kaufläche und der Innenseite mit Keramik überzogen sind, sind teurer. Die Komplettverblendung im zahntechnischen Labor ist eine private Zusatzleistung. Nachteil der Verblendkrone: Wenn sich im Lauf der Zeit

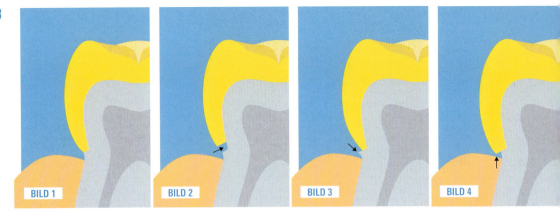

**BILD 1:** Die Krone schließt hier passgenau mit dem Zahn ab.
**BILD 2:** Hier ist der Kronenrand zu kurz. Der Spalt ist ein prima Ansatzpunkt für Bakterien.
**BILD 3:** Am zu dünnen Kronenrand steht die Zahnkante über.
**BILD 4:** Der zu dicke Kronenrand schafft eine schwer zu reinigende Nische.

das Zahnfleisch zurückzieht, kann der dunkle, metallfarbene Kronenrand sichtbar werden.

Vollkeramikkronen sehen besonders natürlich aus, was Form, Oberfläche, Glanz und Transparenz betrifft. Sie sind gut verträglich. Auf der glatten Oberfläche sammelt sich kaum Plaque. Außerdem ist der Übergang zur eigenen Zahnsubstanz kaum zu sehen, daher muss der Rand der Krone nicht durch das Zahnfleisch maskiert werden.

Statt aus der herkömmlichen Keramik kann die Krone auch aus Zirkonoxid bestehen. Die Zirkonkrone wird nicht modelliert und gebrannt, sondern von einer computergestützten Fräse aus einem kompakten Block herausgeschliffen. Zirkonoxid ist aber besser für die Seitenzähne geeignet, denn es hat eine opaque Oberfläche, die das Licht reflektiert. Bei den Vorderzähnen ist die herkömmliche Feldspatkeramik (zum Beispiel ProCera) günstiger, weil sie wie der echte Zahn Licht durchlässt.

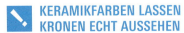
### KERAMIKFARBEN LASSEN KRONEN ECHT AUSSEHEN

Keramikkronen gibt es in vorgefertigten Zahnfarben. Durch das individuelle Auftragen von verschiedenen Farbschichten, die eingebrannt werden, kann der Zahntechniker ein noch natürlicheres Aussehen erreichen. Kleine eingearbeitete Risse und Flecken zum Beispiel lassen die Krone echter aussehen. Diese zusätzliche Arbeit muss der Patient aber extra bezahlen.

Nachteile: Die Vollkeramikkrone braucht relativ dicke Wände, weil das Material spröde ist und sonst brechen kann. Der verbliebene Zahnrest muss daher stärker beschliffen werden. Eine Keramikkrone lässt sich deshalb nicht bei allen Zähnen setzen.

Trotzdem sind sie nicht so haltbar wie Standardverblendkronen, denn Keramik und Zirkonoxid sind sehr hart und können brechen. „Wenn Sie beim Kauen den berühmten Kirschkern erwischen, ist die Krone hin. Sie zerbröselt", erzählt ein Arzt. Auch für Zähneknirscher sind Vollkeramikkronen nicht geeignet.

Weitere Nachteile: Durch die harte Keramikoberfläche kann sich der natürliche Gegenzahn abschleifen. Und: Vollkeramikkronen sind in der Herstellung klar am teuersten.

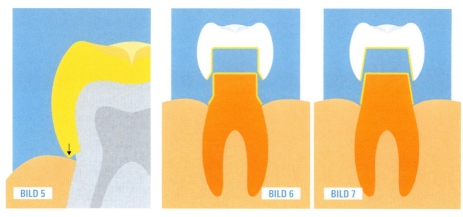

**BILD 5:** Hier reizt der überstehende Kronenrand ständig das Zahnfleisch.
**BILD 6:** Die Teleskopkrone besteht aus der Unterkrone auf dem beschliffenen Zahnstumpf und der passenden Oberkrone in einer Prothese.
**BILD 7:** Die Konuskrone ist auch eine Teleskopkrone, der Zahn ist hier nur konisch zugeschliffen.

Eine Teleskop- oder Konuskrone wird in der Regel eingesetzt, wenn ein Zahn als Ankerzahn für einen herausnehmbaren Zahnersatz (siehe Seite 93) dienen soll. Der beschliffene Stumpf wird dann mit einer dünnen Metallkappe – meist aus Hochgold – verkleidet. Das passende Gegenstück steckt in der Teilprothese. Durch diesen Aufbau als „Doppelkrone" sind Teleskopkronen etwas dicker, sie können leicht klobig wirken.

Die Ankerkronen sind großen Biegebelastungen ausgesetzt. Eine Keramikverkleidung ist hier nicht so geeignet, da sie spröde ist und absplittern kann. Bei Teleskop- oder Konuskronen sollte die Verkleidung deshalb aus Kunststoff bestehen, weil er flexibler ist als Keramik. Kunststoff neigt allerdings zum Verfärben. Ist die Krone verfärbt, kann der Zahntechniker aber innerhalb eines Tages eine neue Kunststoffverblendung anbringen.

## ZAHNOPERATIONEN

Nicht alle Zahnschäden lassen sich mit Bohrer und Zahnersatz beseitigen. Manchmal sind aufwendigere Eingriffe oder sogar Operationen nötig, um den natürlichen Zahn möglichst zu erhalten.

### Den geschädigten Zahnnerv erhalten

Im Zahnmark verlaufen Blutgefäße und Nerven. Wird der Zahnnerv durch einen Unfall oder eine durch Kariesbakterien ausgelöste Entzündung geschädigt, kann er absterben. Besonders bei Kindern und Jugendlichen lässt sich dieser Prozess aufhalten. Der Zahnarzt entfernt dann den befallenen oder zerstörten Teil des Nervs (Vitalamputation), lässt den intakten Rest im Wurzelkanal und bedeckt ihn mit einer Schicht Kalziumhydroxid. Dieser Wirkstoff hilft dem Zahnmark, sich wieder gegen den Restzahn abzukapseln, indem es eine neue Schicht Zahnbein bildet. Der Nerv hat dann gute Chancen, unter dieser Schutzschicht am Leben zu bleiben. Ob er noch intakt ist, sollte allerdings regelmäßig durch einen Vitalitätstest überprüft werden.

**BILD 1:** Zahn mit Karies, befallener Pulpa und entzündeter Wurzelspitze
**BILD 2:** Mit Rundfeilen oder speziellen Bohrern werden die Kanäle gesäubert.
**BILD 3:** Sind die Kanäle vollkommen sauber und trocken, und schmerzt der
Zahn auch nicht mehr, werden sie gefüllt.

## Wurzelkanäle reinigen und füllen

Ist bei Erwachsenen der Nerv durch eine Verletzung oder Entzündung abgestorben, muss das tote Gewebe entfernt werden. Würde man es im Zahn belassen, würde es zerfallen, die Zerfallsprodukte würden eine Entzündung an der Wurzelspitze auslösen. Die Wurzelkanalbehandlung gehört zu den häufigsten, aber auch kompliziertesten Eingriffen des Zahnarzts. Es lohnt sich dennoch, die Mühe auf sich zu nehmen, denn selbst ein „toter" Zahn kann noch gut und dauerhaft den Kaubelastungen standhalten.

Ziel ist es, den Wurzelkanal komplett keimfrei zu machen und zu verschließen, so dass keine Erreger mehr eindringen können. Dafür muss der Zahnarzt erst einmal den Eingang in den Kanal finden, was knifflig ist. Er arbeitet dabei meistens mit der Lupenbrille. Große Backenzähne im Unterkiefer beispielsweise haben zwei Wurzeln mit insgesamt meist drei Kanälen, große Backenzähne im Oberkiefer drei Wurzeln mit drei bis vier Kanälen. Die Wurzeln sind oft stark gekrümmt, außerdem weisen manche Kanäle noch zusätzlich Abzweigungen auf. Wie lange die Behandlung dauert, hängt daher von dem betroffenen Zahn ab; sie kann sehr zeitaufwendig sein. Viele Zahnärzte klagen, dass der Aufwand ihnen von den gesetzlichen Krankenkassen nicht angemessen vergütet werde.

Mehr Zeit nehmen sich Zahnärzte, die sich auf diese Behandlung spezialisiert haben (Endontologen). Sie verfügen über eine andere technische Ausstattung wie etwa ein Operationsmikroskop und lassen sich von einer entsprechend ausgebildeten Helferin assistieren. Der Nachteil: Diese Spezialisten rechnen nur privat ab.

Das Wichtigste ist die gründliche, aber feinfühlige Aufbereitung der Zahnwurzel. Mit feinen Rundfeilen säubert der Arzt den Kanal und entfernt das Weichgewebe. Den „Gleitpfad" bis zur Wurzelspitze muss er zunächst mit der Hand sondieren. Besondere Vorsicht ist am Wurzelende geboten, das nicht durchstoßen werden darf.

Das Kanalräumen kann sich der Zahnarzt dann mit einem speziellen Bohrer erleichtern, der mit biegsamen Nickel-Titan-Aufsätzen versehen ist (= maschinelle Aufbereitung). Diese folgen auch den Wurzelkrümmungen. Manche Behandler verwenden im Anschluss einen Laser, um den Wurzelkanal zu desinfizieren (Privatleistung).

Sind die Kanäle vollkommen sauber und trocken, und schmerzt der Zahn auch nicht mehr, werden sie gefüllt. War das Gewebe im Zahnkanal bereits bakteriell infiziert, passiert das erst in einer folgenden Sitzung.

Um den Wurzelkanal dicht zu verschließen, haben sich Guttapercha-Stifte (eine gummiartige Substanz aus Palmensaft) bewährt. Sie werden dazu in eine Schicht Wurzelfüllpaste eingebettet und durch Wärme und Druck miteinander verschmolzen. Die Füllung soll etwa ein Millimeter vor der Wurzelspitze enden, sie darf

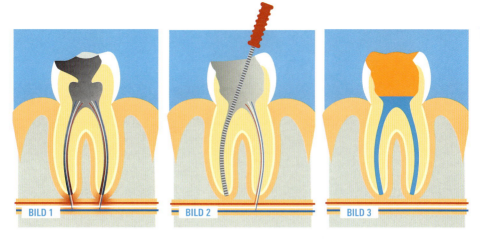

BILD 1   BILD 2   BILD 3

die Wurzelspitze nicht durchstoßen und in den Kieferknochen eindringen, das kann sonst zu einer Entzündung führen.

Wenn die Kanäle stark verengt sind, weil der Zahn schon große Füllungen hatte oder der Patient etwas älter ist, kann der Zahnarzt manchmal den unteren Teil nicht erreichen und muss ihn unbehandelt lassen. Das ist nicht ideal, lässt sich aber nicht immer vermeiden. Trotzdem kann die Behandlung erfolgreich sein und der Zahn noch viele Jahre erhalten bleiben.

Wenn die Wurzel gefüllt ist, wird der Zahn zunächst mit einer eingeklebten Kunststofffüllung versorgt. Das machen die Zahnärzte mittlerweile relativ rasch nach dem Eingriff, um sicherzustellen, das der Wurzelkanal nach oben hin auch wirklich abgeschlossen ist. Bei kleineren Defekten reicht das als Füllung aus. Wenn die restliche Zahnsubstanz schon sehr dezimiert war, kann im Anschluss auch ein Stift eingesetzt werden, der dann eine Krone trägt. Ein Inlay sollte bei wurzelbehandelten Zähnen nicht eingesetzt werden, weil die Gefahr besteht, dass der Restzahn bricht.

Nach der Behandlung kann der Zahn noch schmerzen. Klingen die Schmerzen nach drei bis vier Tagen nicht ab oder werden sie unerträglich, sollten Sie zum Zahnarzt oder in den zahnärztlichen Notdienst gehen.

Mögliche Probleme einer Wurzelkanalreinigung sind:

Abschnitte des Kanals bleiben unbehandelt, weil sich die Feile einen Weg abseits des Wurzelkanals gebohrt hat.

Die feinen Feilen brechen ab und bleiben im Wurzelkanal stecken. Das kann auch bei der maschinellen Aufbereitung geschehen. Sitzt die Feile an einer günstigen Stelle, kann der Zahnarzt sie als Teil der Wurzelfüllung nutzen. Wichtig: Der Zahnarzt muss den Patienten über dieses Malheur informieren. „Solch einen Zahn würde ich nicht mehr als Pfeilerzahn für festen oder losen Zahnersatz nutzen", meint ein erfahrener Behandler.

Die Kanäle wurden beim Reinigen zu weit aufgebohrt, sodass die Wurzelwand instabil wird und brechen kann.

Aus der Wurzelspitze tritt in den Kiefer hinein Füllungsmaterial aus, weil der Kanal „überstopft" wurde.

Größtes Risiko: Sind nach der Behandlung noch bakterielle Keime im Wurzelkanal geblieben, können sie an die Region um die Wurzelspitze wandern und im dortigen Knochen eine Entzündung auslösen. Diese ist erst nach einer gewissen Zeit auf dem Röntgenbild zu sehen.

Über die Frage, wann eine Wurzelbehandlung als gelungen gilt, streiten sich die Experten. Ein Hochschulmediziner schätzt die Misserfolgsrate bei Wurzelka-

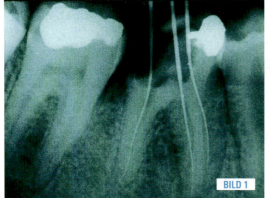
BILD 1

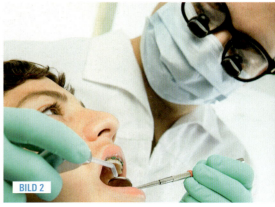
BILD 2

nalbehandlungen auf bis zu 60 Prozent, Praktiker halten das für weit übertrieben. Doch auch wenn die Wurzelspitze zunächst intakt bleibt, kann sich noch nach Jahren dort eine Entzündung bilden.

**„Herde" beseitigen, ohne Zähne zu ziehen**
Nach der Ansicht mancher Ärzte lösen Entzündungen an Zahnwurzelspitzen an anderen Stellen des Körpers Erkrankungen wie Rheuma oder Nasennebenhöhlenentzündungen aus.

Ganzheitliche Zahmediziner bezeichnen die Wurzelentzündungen als „Herde" und empfehlen oftmals, die „beherdeten" Zähne zu ziehen – dann würden auch die Folgeerkrankungen verschwinden.

Schulmediziner raten vom pauschalen Zahnziehen ab: „Ein Eiterherd an einer Wurzelspitze hat sicher Auswirkungen auf den Gesamtorganismus. Aber man sollte ihn beseitigen, ohne den Zahn zu ziehen." Hat der Sanierungsversuch keinen Erfolg, bleibt dann doch nur das Ziehen.

Für die heilsame Wirkung eines gezogenen Zahnes könnte es eine einfache Erklärung geben: Durch das Ziehen hat der Patient eine große Wunde im Kiefer. Dies führt zur Ausschüttung von entzündungshemmenden Hormonen, die auch an anderen Stellen wirken können – aber eben nur kurzfristig. Nach drei Monaten ist das Rheuma wieder da.

**Wenn die Wurzelspitze gekappt werden muss**
Tritt nach einer Wurzelkanalbehandlung an der Wurzelspitze eine Entzündung auf, wird die Reinigung am besten noch einmal durchgeführt (Revision), um die schädlichen Keime zu beseitigen.

Es kann aber auch nötig werden, die betroffene Wurzelspitze durch einen chirurgischen Eingriff zu kappen (Wurzelspitzenresektion). Das wird der Zahnarzt zum Beispiel in der Regel tun, wenn der Zahn mit einem schwer zu entfernenden Stift als Unterbau für eine Krone gefüllt ist. Nachteil einer Wurzelspitzenresektion: Es muss operiert werden. Außerdem verliert der Zahn durch das Abtrennen der Wurzelspitze seine Verankerung im Knochen. Er kann dann möglicherweise nicht mehr als Pfeilerzahn für eine Brücke oder Teilprothese dienen. Das ist davon abhängig, wie viel von einer Wurzelspitze gekappt wurde, und ob der Zahn eine Wurzel oder mehrere hat.

Die Wurzelspitzenresektion ist insbesondere bei den Backenzähnen ein schwieriger Eingriff, der viel Zeit und Fingerspitzengefühl erfordert.

Der Zahnarzt muss dazu das Zahnfleisch am entzündeten Zahn aufschneiden und die dünne Knochenschicht über der Wurzelspitze abfräsen. Er entfernt dann mindestens drei Millimeter der Spit-

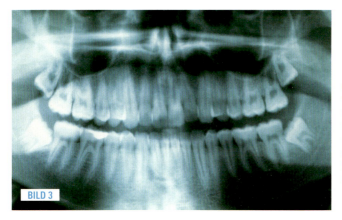

**BILD 1:** Röntgenbild einer Wurzelbehandlung
**BILD 2:** Um die Eingänge in den Wurzelkanal zu finden, arbeitet der Zahnarzt mit der Lupenbrille.
**BILD 3:** Verlagerte Weisheitszähne

ze sowie das umliegende entzündete Gewebe und reinigt die Stelle.

Anschließend dichtet er den offenen Kanal des Wurzelrests ab, falls das bei der vorangegangenen Wurzelbehandlung noch nicht geglückt ist, und vernäht die Zahnfleischwunde. Falls es zu starken Blutungen kommt, weil ein Blutgefäß beschädigt wurde, muss der Zahnarzt die Blutung stoppen.

Hat sich durch die Entzündung der Knochen bereits teilweise abgebaut, kann der Zahnarzt den Bereich mit einer Membran abdecken, bevor er das Zahnfleisch darüber legt. Das hilft dem Knochen, sich in Ruhe neu zu bilden.

Womit Sie rechnen müssen: Die Wunde schmerzt meist noch einige Tage, die Stelle kann nach der Operation anschwellen. Nach einer Behandlung im Unterkiefer kann sich ein Taubheitsgefühl einstellen, weil der im Kiefer verlaufende Nerv gereizt oder beschädigt wurde. Der Nerv kann sich aber wieder erholen.

### Weisheitszähne müssen oft gezogen werden

Manchmal kommt der Zahnarzt nicht umhin, einen Zahn zu ziehen; etwa wenn er durch Karies zerstört ist, eine Wurzelbehandlung fehlgeschlagen ist, Parodontitis den Zahn zu sehr gelockert hat oder die Zahnkrone durch einen Unfall zertrümmert wurde.

Weisheitszähne müssen vergleichsweise häufig gezogen werden, weil sie nur halb durchgebrochen sind, an der falschen Stelle durchbrechen oder an einer ungünstigen Stelle im Kiefer liegen und dadurch andere Zähne bedrängen oder beschädigen.

Am günstigsten ist es, sie bis zum 20. Lebensjahr zu ziehen, weil dann der Kieferknochen noch etwas flexibler ist und die Wurzelspitzen noch nicht völlig ausgebildet sind. Man sollte sie aber nicht ohne konkreten Grund „vorsorglich" entfernen, sondern nur, wenn sie Probleme machen. Ganzheitliche Zahnärzte betonen, dass der Erhalt der Weisheitszähne für ein stabiles Immunsystem wichtig sei (siehe Seite 52), dies ist aber wissenschaftlich bisher nicht bewiesen.

Weisheitszähne haben meist stark gekrümmte Wurzeln, es ist daher nicht immer ganz einfach, sie zu ziehen. Wenn alle vier Weisheitszähne entfernt werden müssen, empfiehlt es sich, sie nicht alle auf einmal, sondern in Etappen zu ziehen, um die Belastung in Grenzen zu halten.

Der Zahnarzt sollte die Situation vor und nach dem Eingriff sorgfältig untersuchen.

Gezogen wird mit Hebeln und Zangen. Durch die örtliche Betäubung empfindet der Patient dabei keinen Schmerz, aber er spürt das Drücken, Ziehen und Drehen. Je

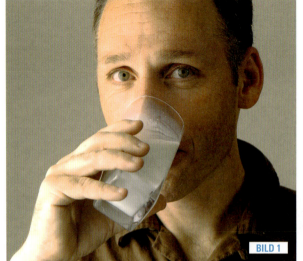
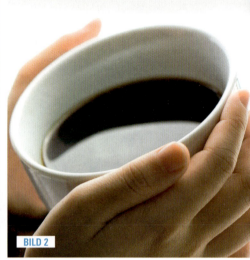

BILD 1    BILD 2

nach Zustand des Weisheitszahns kann dieser beim Versuch, ihn zu ziehen zersplittern, so dass die Zange keinen Ansatzpunkt mehr findet. In dem Fall muss der Behandler das Zahnfleisch aufschneiden, den Kieferknochen auffräsen und versuchen, den Zahn von der Wurzel her aus seinem Zahnfach zu hebeln oder ihn zu zerteilen und so zu bergen.

Gibt es Komplikationen bei der Zahnentfernung, kann auch nach dem Ziehen eine Röntgenaufnahme erforderlich sein, damit nicht kleine Zahnsplitter im Kiefer steckenbleiben, die später dort Entzündungen auslösen können.

Nach dem Ziehen wird das Zahnbett gereinigt und das gelöste Zahnfleisch wieder vernäht. Einige Behandler versorgen die Wunde noch mit heilungsfördernden Medikamenten. Das gerinnende Blut verschließt die Wunde und bildet so einen natürlichen Verschluss. Das verhindert, dass Keime eindringen und Entzündungen verursachen.

Nach zirka zehn Tagen werden die Fäden gezogen.

### GERINNUNGSHEMMER VOR DER OP ABSETZEN

Wenn Ihnen ein Arzt Mittel zur Blutverdünnung wie Acetylsalizylsäure (ASS) verordnet hat, sollten Sie diese in Absprache mit dem Arzt drei bis vier Tage vor einem zahnchirurgischen Eingriff möglichst absetzen. Sonst kann es Schwierigkeiten mit der Blutgerinnung geben.

Mögliche Komplikationen beim Ziehen von Zähnen sind:

In seltenen Fällen kann es beim Heraushebeln eines Zahnes zu einem Kieferbruch kommen. In so einem Fall sollte der Patient versuchen, Schmerzensgeld zu beanspruchen.

Auch kann es sein, dass die Wurzel eines oberen Backenzahns in die Kieferhöhle ragt und diese beim Ziehen eröffnet wird. Der Zahnarzt kann das prüfen, indem er den Patienten nach dem Zahnziehen mit zugehaltener Nase schnauben lässt. Schäumt das Blut in der Wunde, gibt es einen Zugang zur Kieferhöhle. Das leere Zahnfach muss vom Zahnarzt mit einem Stück Mundschleimhaut verschlossen werden. Darunter kann die Verbindung zur Mundhöhle wieder zuwachsen.

**BILD 1:** Nach der Operation soll man mit heißen und sehr kalten Getränken vorsichtig sein.
**BILD 2:** Verzichten Sie auch auf Nikotin, Koffein und Alkohol, die sonst die Wundheilung verschlechtern.

Nicht selten sind Taubheitsgefühle, wenn der im Unterkiefer verlaufende Nerv gereizt oder eventuell sogar beschädigt wurde. Er kann sich wieder regenerieren.

### Verhalten nach der Zahn-OP

Nach der Operation sollten Sie auf Nikotin, Koffein und Alkohol verzichten, die sonst die Wundheilung verschlechtern.

Schwere körperliche Belastungen sind zu vermeiden, weil die Wunde sonst aufplatzen und wieder bluten kann. Auch Wärme (heiße Speisen oder ausgiebige Sonnenbäder) ist ungünstig.

Nach dem Ziehen von Weisheitszähnen können Sie mehrmals täglich den Mund so weit auf und zu machen, dass Sie auf zwei übereinandergelegte Finger beißen können. Das soll verhindern, dass das vernarbende Zahnfleisch sich zusammenzieht und verhärtet. Beim Zähneputzen sparen Sie die Wunde aus und putzen nur rundherum. Wichtig ist, dass Sie nicht an der Wundstelle saugen oder mit der Zunge darauf drücken.

Wenn die Backe anschwillt, hilft ein kühlender Umschlag.

Kleine Nachblutungen können gestillt werden, indem man auf den Knoten eines frisch gebügelten Baumwoll-Taschentuchs oder eine Mullbinde beißt. Falls es nicht aufhört zu bluten, sollten Sie in die Praxis gehen oder den zahnärztlichen Notdienst aufsuchen.

## ZÄHNE ERSETZEN

In Deutschland werden jährlich 13 bis 16 Millionen Zähne gezogen. Fehlt ein Zahn, ist zu überlegen, wie er ersetzt werden kann, denn eine Lücke sieht unschön aus, der Träger wirkt ungepflegt. Eine Lücke kann den Nachbarzähnen schaden. Die verlieren an Stabilität, weil sie nicht mehr seitlich abgestützt werden. Außerdem haben sie die Tendenz, in die freigewordene Lücke zu wandern oder zu kippen, dadurch stimmt der Biss nicht mehr. Die Gegenzähne haben keinen Kontakt mehr und verlängern sich.

### Fester oder herausnehmbarer Zahnersatz?

Mit dem ersten Zahn, der fehlt, steht der Patient vor der grundsätzlichen Entscheidung, ob er nun festen oder herausnehmbaren Zahnersatz wählen soll. Das hängt von seiner allgemeinen körperlichen Verfassung und der Mundhygiene ab, genauso von seinem Geldbeutel.

Die Zahnärzte sind sich weitestgehend einig: Wann immer möglich, sollte festsitzender Zahnersatz gewählt werden. Jede Prothese schädigt die Restzähne. Schon an einer Krone bildet sich allmählich das Zahnfleisch zurück. Da, wo kein Zahn oder

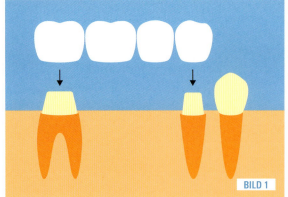
BILD 1

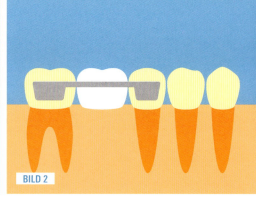
BILD 2

Ersatz im Kiefer steckt, wird auf den Knochen kein Zug ausgeübt. Wenn diese Belastung ausbleibt, bildet sich der Knochen allmählich zurück und kann sich nach einer gewissen Zeit nicht mehr regenerieren. Der Abbau des Kieferknochens bringt auch die umgebenden Zähne in Gefahr.

Die beste, aber auch teuerste Lösung ist ein Implantat, also eine künstliche Zahnwurzel im Kiefer, die mit einer Krone versehen wird. Implantate werden von den gesetzlichen Kassen nicht erstattet. Ein Implantat plus Krone kostet den Patienten im Schnitt 2 000 Euro.

Aber nicht jeder Mensch ist für Zahnimplantate geeignet. Es kann sein, dass vor dem Einsetzen erst einmal der Kieferknochen wieder aufgebaut werden muss (siehe Seiten 82, 83).

Implantate sind dafür aber eine gute Zukunftsinvestition. Fehlen irgendwann noch mehr Zähne, kann das Implantat dann als Pfeiler einer Brücke dienen, Teilprothesen verankern oder einer Vollprothese Halt geben. Wenn die Nachbarzähne einer Zahnlücke gesund und stabil sind, wird ein Zahnarzt deshalb zu einem Implantat raten.

### Brücke ruht auf Pfeilerzähnen

Traditionell wird ein fehlender Zahn durch eine Brücke ersetzt. Das bietet sich insbesondere dann an, wenn die Nachbarzähne nicht mehr ganz gesund sind, sondern bereits große Füllungen oder eine Krone aufweisen. Denn von diesen beiden Pfeilerzähnen, die das Brückenglied mit dem Ersatzzahn halten sollen, muss relativ viel Zahnsubstanz weggeschliffen werden. Die Vorteile von Brücken: Sie können ohne Operation eingesetzt werden, sind gut verträglich, erfüllen ihre Funktion und sind

---

**INFO  Zahnlücken schließen bei Kindern**

Fehlt bei Kindern oder Jugendlichen ein bleibender Zahn, gibt es hauptsächlich zwei Möglichkeiten, die Lücke zu schließen. Entweder mit einer kieferorthopädischen Behandlung. Dabei wird der Nachbarzahn durch eine Bracket-Spange in die Lücke geschoben.

Oder die Lücke wird mit einem Lückenhalter wie einer losen Klammer oder einer festsitzenden Klebebrücke offengehalten, bis der Jugendliche 18 Jahre alt ist. Nach dem Abschluss des Wachstums kann an dieser Stelle ein Implantat eingesetzt werden.

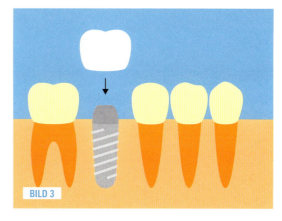

**BILD 1:** Brücke über einer Zahnlücke
**BILD 2:** Klebebrücken dienen häufig als Langzeitprovisorium.
**BILD 3:** Bei Verlust eines einzelnen Zahnes und bei intakten Nachbarzähnen sind Implantate eine gute Lösung.

haltbar. Nach zehn Jahren sind im Schnitt noch 80 Prozent der Brücken intakt, nach 15 Jahren noch 60 Prozent.

Die Nachteile: Unter einer Brücke kann sich der unbelastete Kieferknochen abbauen.

Während früher „Schwebebrücken" konstruiert wurden, lässt man heute aus ästhetischen Gründen den Zahnersatz auf dem Zahnfleisch aufliegen. Das sieht natürlicher aus, der Bereich unter der Brücke ist dadurch aber schwieriger zu reinigen.

Vor dem Anfertigen einer Brücke muss der Zahnarzt zunächst überprüfen, ob die Nachbarzähne gesund sind und fest im Knochen sitzen. Karies und Entzündungen von Zahnfleisch oder Zahnhalteapparat müssen beseitigt werden. Die beiden Nachbarzähne werden angeschliffen und mit jeweils einer Krone versehen. Die Kronen tragen dann das Brückenglied, das den fehlenden Zahn ersetzt.

Fehlt einer der letzten Zähne, zum Beispiel der zweite große Backenzahn, müssen der erste große und der zweite kleine Backenzahn überkront und verbunden (verblockt) werden, um das freischwebende Brückenglied (Freiend) zu tragen.

Überbrückt werden können höchstens drei fehlende Zähne. Dabei müssen die Pfeilerzähne mindestens so viele Wurzeln haben wie die Zähne, die mit den Brückengliedern ersetzt werden sollen.

Die gesetzlichen Kassen erstatten Brücken anteilig nur bis zu zwei fehlenden Zähnen, ab drei fehlenden Zähnen bezuschussen sie eine herausnehmbare Teilprothese.

### Brücke mit Metallkern oder aus Keramik?

Bei der herkömmlichen Brücke ist der Kern aus Metall, auf den sichtbaren Flächen ist eine Schicht aus Keramik oder Kunststoff aufgebracht.

Keramik ist gewebeverträglicher und glatter, auf ihr lagert sich keine Plaque ab. Sie kann aber leichter splittern, da Keramik spröde ist. Kunststoffverkleidungen lassen sich besser reparieren, wenn sie mal beschädigt werden.

Die einzelnen Brückenglieder der Metall-Keramik-Brücke können miteinander verlötet sein. Das ist nicht zu empfehlen, weil das Lot Metalle enthält, die unverträglich sein können. Der Zahntechniker kann die Einzelteile auch mit einem Laser verschweißen. Die stabilste und beste Lösung ist aber, wenn die ganze Konstruktion in einem Stück gegossen wird.

Die Klebebrücke (Marylandbrücke) wird vorwiegend bei Jugendlichen eingesetzt, um eine Zahnlücke offen zu halten. Der Ersatzzahn mit einer Keramikverblendung wird von zwei Flügeln gehalten, die mit Kunststoffkleber an den Innenseiten der Nachbarzähne befestigt werden. Die

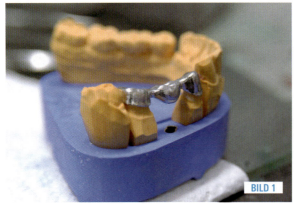
BILD 1

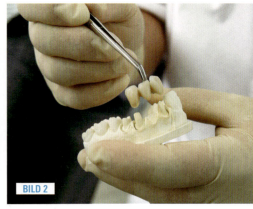
BILD 2

müssen dafür nur gering angeschliffen werden. In manchen Fällen genügt auch ein einzelner Flügel, um das Brückenglied zu tragen.

Klebebrücken dienen häufig als Langzeitprovisorium. Sie können bis zu zehn Jahre halten.

Nachteile: Ein Flügel kann sich unbemerkt lockern, und an dieser Stelle kann dann am Trägerzahn leicht Karies entstehen. Auch kann die Keramik vom Brückenglied abplatzen.

Vollkeramikbrücken sind metallfrei und sehen besonders natürlich aus. Sie werden deshalb bevorzugt bei den Vorderzähnen eingesetzt. Als Unterbau wird zumeist ein gefrästes Gerüst aus der härteren Zirkonkeramik verwendet, der Aufbau erfolgt mit einer Glaskeramik.

Nachteile: Vollkeramikbrücken eignen sich nur für kürzere Strecken. Die Versorgung großer Lücken im Seitenzahnbereich ist noch nicht lange genug erprobt. Es ist häufiger vorgekommen, dass die Glaskeramik vom Unterbau absprang. Zum Aufbringen der Vollkeramikbrücken muss etwas mehr von den Pfeilerzähnen weggeschliffen werden als bei den anderen Lösungen. Und sie sind teurer als die anderen Techniken.

**Brücke am besten probetragen**
Eine neue Brücke kann anfangs ein Spannungsgefühl im Kiefer verursachen. Sie sollte daher einige Zeit probegetragen werden. „Häufig müssen die Kontaktpunkte zu den natürlichen Nachbarzähnen nachbearbeitet werden", erzählt ein Zahnarzt. Auch mit der Höhe gibt es öfters Probleme. Bruchteile von Millimetern entscheiden über den richtigen Sitz. Erst, wenn die Brücke einwandfrei passt, sollte der Zahnarzt die Kronen auf den Pfeilerzähnen fest zementieren.

Ein Problem bei Vollkeramikbrücken: Das Probetragen ist mit einem gewissen Risiko verbunden. Soll die Brücke zur endgültigen Befestigung noch einmal herausgenommen werden, kann sie dabei leicht brechen. Deshalb muss sie gleich auf die Pfeilerzähne zementiert werden.

Zwischen Abdrucknahme und Eingliederung der Brücke darf nicht zu viel Zeit verstreichen, sonst können die Pfeilerzähne ihre Position ändern, und die Abmessungen der Brückenkonstruktion stimmen dann nicht mehr.

Mögliche Komplikationen nach dem Einsetzen sind: Sitzt die Brücke nicht richtig, können die Pfeilerzähne druck- und temperaturempfindlich reagieren oder beim Beißen schmerzen. Es gibt Schwierigkeiten beim Sprechen, oder es kommt zu Schmerzen im Kiefergelenk.

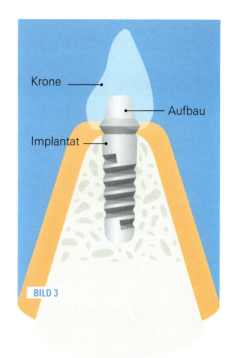

**BILD 1**: Die einzelnen Glieder der Metall-Keramik-Brücke können miteinander verlötet sein.
**BILD 2**: Bruchteile von Millimetern entscheiden über den richtigen Sitz. Erst, wenn die Brücke einwandfrei passt, sollte der Zahnarzt die Kronen auf den Pfeilerzähnen fest zementieren.
**BILD 3**: Implantat im Knochen mit Aufbau und Krone

## IMPLANTATE

Fällt ein Zahn aus, und die umliegenden Zähne sind noch weitgehend gesund, ist das Implantat ein gute Lösung. Besonders bei Verlust eines einzelnen Zahnes und bei intakten Nachbarzähnen bietet sich das an, da es schade wäre, die beiden Nachbarzähne für eine Brücke zu beschleifen und zu überkronen. Auch für ältere Menschen, die keine Zähne mehr haben, können Implantate sehr sinnvoll sein: Sie geben Vollprothesen einen festen Halt. In Deutschland wurden 2008 bereits rund 950 000 Implantate gesetzt.

Für ein Implantat wird in den Kieferknochen ein Loch gebohrt, in das der Zahnarzt eine künstliche Zahnwurzel schraubt. Die umliegenden Knochenzellen des Kiefers wachsen mit der Zeit in die mikroskopisch raue Oberfläche des Implantats ein und geben ihm Halt. Auf einem zusätzlichen Aufsatzstück (Implantataufbau) befestigt der Zahnarzt dann eine Krone.

Um genug Halt zu haben, sollte die Implantatschraube mindestens so lang sein wie Aufbau und Krone zusammen. Sie ist zwischen acht und 16 Millimeter lang und besteht meist aus Titan. Auch das zahnfarbene Zirkonoxid, eine Keramikart, wird verwendet. Beide Materialien sind biokompatibel und gewebefreundlich.

In bestimmten Fällen eignen sich Zirkonimplantate besser als die dunklen Titanimplantate. Die können nämlich unter einer Vollkeramikkrone oder der dünnen Knochenschicht im Vorderzahnbereich durchschimmern. Andererseits sind Zirkonimplantate erst seit kurzer Zeit im Einsatz, so dass sich ihre langfristige Haltbarkeit noch nicht gut beurteilen lässt.

Implantate sind insgesamt aber sehr haltbar, nach zehn Jahren sind bis zu 90 Prozent noch intakt. Die Erfolgsrate ist im Unterkiefer etwas besser als im Oberkiefer, weil der Oberkieferknochen weicher ist, was das Einwachsen der künstlichen Zahnwurzel erschwert. Wieviel Jahre Implantate auf lange Sicht halten, ist noch nicht belegt. Als Therapieform sind sie

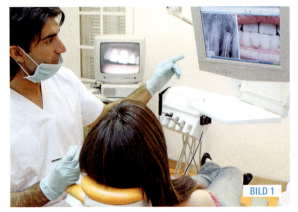
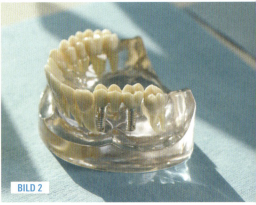

BILD 1   BILD 2

zwar schon seit 1982 anerkannt, aber Form und Materialien haben sich seitdem immer wieder verändert, so dass es zu den neueren Modellen noch keine langfristigen Untersuchungen gibt.

### Implantate erhalten den Kieferknochen
Unter einer Brücke oder einer herausnehmbaren Prothese bildet sich der Kieferknochen allmählich zurück. Das Implantat kommt dem natürlichen Zahn am nächsten, denn nur, wenn der Knochen belastet wird, bleibt er erhalten.

> **KEINE IMPLANTATE FÜR KINDER**
> Bei Kindern und Jugendlichen können keine festen Implantate eingesetzt werden, weil ihr Kiefer noch nicht ausgewachsen ist. Eine künstliche Zahnwurzel würde die Kieferentwicklung stören.

Sind nicht mehr genug gesunde Pfeilerzähne im Gebiss erhalten, können Implantate dazu dienen, eine feste Brücke zu tragen. Das ist zum Beispiel praktisch, wenn die beiden hinteren Backenzähne fehlen und keine Abstützung vorhanden ist (Freiend). Implantate können hier als künstliche Pfeilerzähne für eine Brücke genutzt werden.

Mit künstlichen Pfeilerzähnen lässt sich auch der Sitz einer Vollprothese verbessern. In einem zahnlosen Oberkiefer sind dazu mindestens vier bis sechs Implantate nötig, in einem zahnlosen Unterkiefer mindestens zwei bis vier.

Nachteil: Bei Patienten mit reduziertem Kieferknochen muss der erst wieder aufgebaut werden, bevor ein Implantat eingesetzt werden kann. Das erhöht die Kosten für den ohnehin teuren Eingriff. Und für das Implantat selbst ist auch eine Operation mit den damit verbundenen Risiken nötig.

### Vor der Behandlung
Vor Beginn einer Implantatbehandlung muss Ihr Zahnarzt Sie gründlich untersuchen. Dann sollte er Sie ausführlich über Dauer und Umfang der Behandlung, Kosten und Erfolgsaussichten aufklären. Sie müssen wissen, ob und welche Form des Knochenaufbaus gemacht wird und wie das Provisorium aussieht. Holen Sie vor einem umfangreichen und kostenintensiven Eingriff ruhig eine zweite Meinung ein. „Die meisten, die wegen einer zweiten Meinung zu mir kommen, wurden einfach nicht ausreichend beraten", erzählt ein Zahnarzt.

### 3-D-Planung macht das Implantieren leichter
Manche Zahnärzte planen die gesamte Behandlung dreidimensional am Computer voraus. Das erleichtert ihnen das Setzen des Implantats und bietet mehr Si-

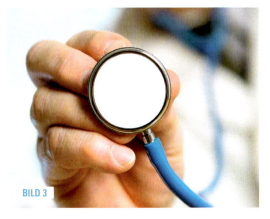

**BILD 1:** Vor einer Implantatbehandlung sollte Ihr Zahnarzt Sie umfassend informieren.
**BILD 2:** Der Zahntechniker kann den Zahnersatz mit Hilfe der Messdaten vorab erstellen.
**BILD 3:** Einige Behandler schicken ihre Patienten vor der anstehenden Operation zu einem Allgemeinmediziner.

cherheit bei der OP. Ein Qualitätsbeweis ist es nicht.

Um die nötigen Messwerte zu erhalten, überweist der Zahnarzt den Patienten zum Radiologen, der eine computertomographische Aufnahme (CT) vom Operationsgebiet erstellt. Die Strahlenbelastung ist dabei allerdings größer als beim herkömmlichen Röntgen. Eine strahlungsärmere Alternative bietet die Digitale Volumentomographie (DVT), aber nur wenige Röntgenpraxen verfügen über entsprechende Geräte.

Mit Hilfe der digitalen Daten kann der Behandler die Implantation auf dem Bildschirm durchspielen. Vorteil: Der Patient kann sich die Abläufe auf dem Monitor ansehen. Der Zahntechniker wiederum kann den Zahnersatz mit Hilfe der Messdaten vorab herstellen. Das erspart das Abdrucknehmen.

Wie beim herkömmlichen Implantieren fertigt der Zahntechniker mit Hilfe der Messdaten eine Bohrschablone. Die gibt nicht nur die Position und Achse, sondern auch Durchmesser und Tiefe des Bohrlochs vor.

Weil die Dicke des Weichgewebes bei der 3-D-Planung einberechnet wird, kann der Zahnarzt die Bohrschablone bei der echten Operation auf das Zahnfleisch setzen, ohne vorher den Knochen freilegen zu müssen. Vor dem Bohren wird das Zahnfleisch an der Stelle dann nur ausgestanzt und nicht aufgeschnitten. Vorteil: Es heilt schneller und besser.

### Bei Risikopatienten droht Implantatverlust

Nicht jeder Mensch kommt für ein Implantat in Frage. Zu den Risikopatienten gehören Menschen mit schlechter Mundhygiene, da bei ihnen die Gefahr größer ist, dass das Implantat verloren geht. Bei ihnen müssten erst einmal durch eine oder mehrere professionelle Zahnreinigungen bessere Voraussetzungen für ein erfolgversprechendes Einwachsen der Implantate geschaffen werden.

Bei Rauchern sind Zahnfleisch und Knochen schlechter durchblutet, Wunden heilen langsamer als bei Nichtrauchern. Sie sollten daher zumindest sechs Wochen vor und sechs Wochen nach dem operativen Eingriff auf Zigaretten komplett verzichten.

Auch manche Erkrankungen können das Risiko erhöhen, dass das Implantat nicht einheilt und der ganze Aufwand eventuell umsonst betrieben wird. Einige Behandler schicken ihre Patienten deshalb vor der anstehenden Operation zu einem Allgemeinmediziner, um sie dort einem Gesundheits-Check unterziehen zu lassen.

Eine schlechtere Wundheilung ist bei Diabetikern zu befürchten, bei denen der Insulinspiegel nicht optimal eingestellt ist.

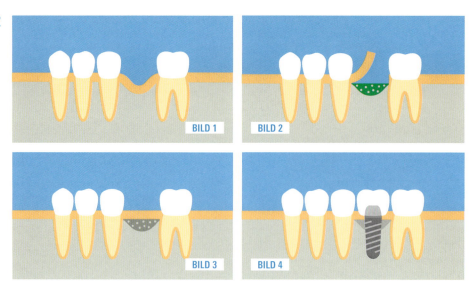

**BILD 1**: Wo ein Zahn fehlt, bildet sich der Kieferknochen zurück.
**BILD 2**: Die Senke wird mit Knochenersatzmaterial aufgefüllt.
**BILD 3**: Das Ersatzmaterial wird von neuen Knochenzellen durchwachsen.
**BILD 4**: Das Implantat kann dann an dieser Stelle stabil eingesetzt werden.

Menschen mit schlechtem Allgemeinbefinden (zum Beispiel durch Stress) oder Patienten, die an HIV leiden, haben in der Regel eine verminderte Immunabwehr. Das gefährdet das Einheilen.

Wer an der Knochenstoffwechselstörung Osteoporose leidet oder bestimmte Rheumamedikamente einnehmen muss, sollte kein Implantat erhalten.

### Implantate brauchen einen gesunden Mund

Grundsätzlich muss das ganze Gebiss vor dem Implantieren kariesfrei und gesund sein, Zahnfleischentzündungen oder Erkrankungen des Zahnhalteapparats müssen zunächst abgeheilt sein. Musste der fehlende Zahn zum Beispiel wegen einer Entzündung an der Wurzelspitze oder einer zu weit fortgeschrittenen Entzündung des Zahnhalteapparats gezogen werden, sind der Knochen und das umliegende Gewebe angegriffen. Der Zahnarzt muss dann mindestens sechs Wochen abwarten, bis die Entzündung ausgeheilt ist und sich Knochen und Gewebe wieder regeneriert haben. Erst dann kann er das Implantat einsetzen (verzögerte Sofortimplantation).

Ging der Zahn durch einen Umfall verloren, und der Kieferknochen wurde dabei nicht verletzt, kann das Implantat sofort in das leere Zahnfach gesetzt (Sofortimplantation) und eventuell mit einer provisorischen Krone versorgt werden (Sofortversorgung). Die Chancen für die Einheilung sind in dem Fall besonders gut, denn die Wunde hat ein hohes Regenerationspotential. Weiterer Vorteil: Knochen und Weichgewebe werden durch die künstliche Zahnwurzel an Ort und Stelle gehalten. Nach einem Zahnverlust bilden sie sich sonst nach einer gewissen Zeit zurück.

### In jedem zweiten Fall ist ein Knochenaufbau nötig

Verfügt der Patient über einen gesunden, festen Kieferknochen, ist das Setzen eines Implantats ein Routineeingriff. Ist der Knochen an der betreffenden Stelle jedoch

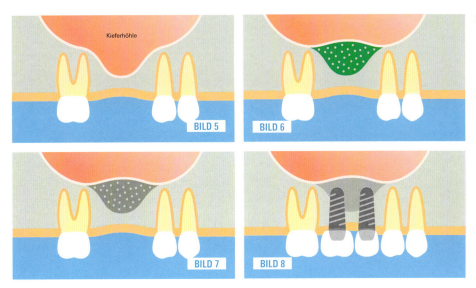

**BILD 5**: Der Oberkieferknochen ist zu dünn, um ein Implantat zu tragen.
**BILD 6**: Unter der Schleimhaut der Kieferhöhle wird Knochenersatzmaterial eingefüllt.
**BILD 7**: Das Ersatzmaterial wird von neuen Knochenzellen durchwachsen.
**BILD 8**: Jetzt ist der Knochen dick genug, um den Implantaten Halt zu bieten.

schon abgebaut, weil der Zahn seit längerem fehlt, er von Parodontitis befallen war oder der Patient älter ist, kann der Eingriff komplizierter werden. Bei etwa jedem zweiten der Patienten, bei denen ein Implantat gesetzt werden soll, muss der Kieferknochen mit Ersatzmaterial aufgebaut werden, weil sonst der Schraube die feste Unterlage fehlen würde. „Das ist wie beim Hausbau, das Fundament muss stimmen", erklärt ein Arzt. Schließlich müssen die Implantate ja später genau da sitzen, wo sie für die Krone, Brücke oder Prothese gebraucht werden.
Manchmal ist es möglich, den Knochenaufbau und das Setzen des Implantats in einer Sitzung zu absolvieren. In anderen Fällen muss der Zahnarzt den erfolgreichen Knochenaufbau erst abwarten, bevor er das Implantat setzen kann.

### So funktioniert der Knochenaufbau
Nicht alle Implantologen verstehen sich auch auf alle Methoden des Knochenaufbaus. Es kann sein, dass Ihr Arzt Sie dafür zu einem Kieferchirurgen überweist, mit dem er zusammenarbeitet.

Sowohl im Unter- als auch im Oberkiefer kann der Knochen mit Hilfe von Füllmaterial aufgebaut werden (Augmentation).

Nach der lokalen Betäubung schneidet der Zahnarzt das Zahnfleisch an der Stelle auf, wo Knochensubstanz fehlt. Eigene Knochenspäne lassen sich beim Aufbohren des Knochens gewinnen: Der Zahnarzt fängt sie dabei in einem speziellen Filter auf.

Dann verrührt er eigene und/oder menschliche, tierische oder künstliche Knochenspäne mit Blut des Patienten zu einem dickflüssigen Brei und trägt ihn an der betreffenden Stelle auf.

Das Knochen-Blut-Gemisch wird nach und nach vom Körper aufgenommen und durch neugebildete Knochenzellen ersetzt. Ob körpereigener Knochen oder Knochenersatzmaterial besser für diese Prozedur geeignet sind, ist unter den Experten noch umstritten.

**BILD 1:** Der Zahntechniker fertigt mit Hilfe des Gipsabdrucks eine Schablone an, die dem Zahnarzt die Position des Bohrlochs im Kiefer vorgibt.
**BILD 2:** Mit dem Abdrucklöffel wird ein Kiefermodell hergestellt.

Die mit Knochenmaterial verfüllte Stelle sollte dann mit einer vom Körper resorbierbaren oder nicht-resorbierbaren Membran bedeckt werden, die dem darunter liegenden Knochen ein geschütztes Wachstum ermöglicht.

Im Oberkiefer kann der Zahnarzt für den Knochenaufbau eine alternative Technik (Sinus-Lift) einsetzen, bei der der Kieferknochen künstlich verstärkt wird, so dass das Implantat dort später guten Halt findet.

Er schneidet dazu oberhalb der betreffenden Stelle das Zahnfleisch auf und legt die knöcherne Wand der Kieferhöhle frei. Diese wird vorsichtig eingedrückt. Zwischen der unbeschädigten Schleimhaut und dem Kieferknochen deponiert der Zahnarzt körpereigene Knochenspäne und/oder Knochenersatzmaterial.

Es ist auch möglich die Schleimhaut durch das Zahnfach, das das Implantat aufnehmen soll, anzuheben.

Fehlt im Kiefer viel Knochen, kann ein Chirurg ein Stück aus dem Beckenknochen entnehmen und an die betreffende Stelle im Kiefer transplantieren.

Nachteil: Das macht eine zweite kleine Operation nötig. Die Knochenentnahme aus dem Becken wird meist stationär im Krankenhaus vorgenommen. Danach kann der Patient Schmerzen haben, zwei Wochen lang läuft er auf Krücken. Bei einigen Patienten gibt es aber keine Alternative zu einer Knochentransplantation, etwa wenn sie wegen einer Krebserkrankung im Kopfbereich bestrahlt wurden

und sich ihr Kieferknochen dadurch abgebaut hat.

## So funktioniert das Implantieren

Das Wichtigste beim Implantieren ist die gute Planung. Der Zahnarzt muss eine genaue Vorstellung davon haben, wo und wie der künftige Zahnersatz stehen soll. Nur dann kann er die perfekte Position für das Implantat bestimmen.

Zunächst wird ein Panorama-Röntgenbild erstellt, auf dem der gesamte Kiefer zu sehen ist. Damit kann die Höhe und Breite des Knochens dargestellt werden. Die Dicke des Kiefers misst der Zahnarzt separat.

Mit speziellen Messfolien werden dann auf einem weiteren Röntgenbild Form, Länge und Dicke des Implantats bestimmt.

Außerdem nimmt der Zahnarzt einen Abdruck vom Gebiss, damit der Zahntechniker ein Gipsmodell beider Kiefer herstellen kann. Damit fertigt dieser eine Schablone an, die dem Zahnarzt die Position des Bohrlochs im Kiefer vorgibt.

### LOKALANÄSTHESIE REICHT

Eine Vollnarkose ist beim Setzen eines Implantats nicht nötig. Der Eingriff wird unter Lokalanästhesie vorgenommen. „Das Ziehen eines Weisheitszahns ist viel unangenehmer", meint ein Behandler.

Zu Beginn des Eingriffs schneidet der Zahnarzt das Zahnfleisch mit einem Skal-

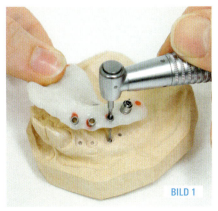
BILD 1

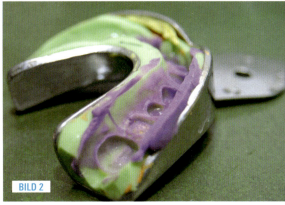
BILD 2

pell auf und legt den Knochen an der Stelle frei, an der das Implantat gesetzt werden soll. Manche Behandler machen das mit einem Lasergerät, weil der Schnitt unblutiger und schonender ist.

Ist der Knochen freigelegt, setzt der Arzt die Bohrschablone auf und beginnt mit dem Bohren. Das Loch wird dann nach und nach mit Bohraufsätzen verschiedener Stärke und Drehzahl präpariert. Erst beim Bohren erhält der Zahnarzt definitiven Aufschluss über die Dichte und Qualität des Knochens – die lassen sich beim Röntgen nämlich nicht erkennen. Mit diesen Werten kann er die voraussichtliche Einheildauer dann noch genauer bestimmen.

Es kann sinnvoll sein, das Bohrloch zwischendrin mit einem eingeführten Messstab zu röntgen. So überprüft der Zahnarzt, ob alles nach Plan läuft.

Im Seitenzahnbereich im Unterkiefer kann es nötig sein, die Implantatschraube stärker zur Wange zu neigen, um den Nerv nicht zu verletzen. Diese Kippung muss dann mit einem entsprechend abgewinkelten Aufbau wieder kompensiert werden.

Ist das Loch fertig präpariert, setzt der Arzt die Implantatschraube ein, deckt sie mit einem Deckel ab, legt das Zahnfleisch wieder darüber und vernäht es (gedeckte Einheilung).

Manche Zahnärzte versehen das Implantat gleich mit dem Aufbau und lassen es „offen" einheilen. Vorteil: Das Zahnfleisch muss später nicht noch einmal aufgeschnitten werden, um den Deckel zu entfernen und den Aufbau aufzusetzen, der dann die Krone trägt. Nachteil: Beim offenen Einheilen kann es leichter zu Infektionen kommen.

Bei einem Eingriff können auch mehrere Implantate gleichzeitig gesetzt werden.

### Nach der Operation

Manche Zahnärzte verschreiben ihren Patienten nach dem Einsetzen des Implantats vorsorglich Antibiotika, um eine mögliche Entzündung zu vermeiden.

Unmittelbar nach der Operation kann es zu Schwellungen, Blutergüssen und Schmerzen kommen, die bis zu den Augen oder Ohren abstrahlen. Der Arzt sollte Ihnen deshalb vorsichtshalber ein Schmerzmittel mitgeben. Nach dem Eingriff hilft es, die Stelle zu kühlen, körperliche Anstrengungen und lange Sonnenbäder zu vermeiden.

Die meisten Patienten (70 bis 80 Prozent) können aber bereits am nächsten Tag wieder zur Arbeit gehen.

Ein guter Service ist es, wenn der Behandler Ihnen eine Telefonnummer (eventuell Mobiltelefon) gibt, damit Sie ihn im Notfall direkt erreichen können. Das kann

**BILD 1:** Die Einheilphase dauert. Sofort zubeißen funktioniert nicht immer.
**BILD 2:** Einen versierten und erfahrenen Arzt erfordern insbesondere Implantate im Vorderzahnbereich.

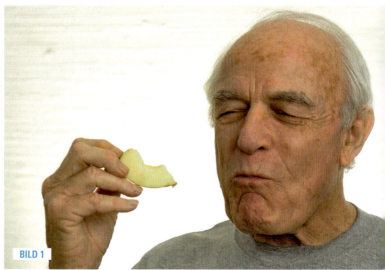

BILD 1

nötig sein, wenn sich starke Blutungen nicht durch Aufbeißen auf ein frisch gebügeltes Taschentuch stillen lassen, die Schwellung so groß wird, dass sie das Gesicht entstellt, Schmerztabletten nicht helfen, Nasenbluten eintritt oder es eine allergische Reaktion gibt.

Nach sieben bis zehn Tagen werden die Fäden gezogen, dann sind auch die OP-Begleiterscheinungen verschwunden.

Dann kann ein Kunststoffprovisorium eingesetzt werden, das die Operationsstelle nicht belastet. Günstig ist eine herausnehmbare Prothese. Der Patient sollte mit der operierten Stelle möglichst nicht kauen.

### Welche Probleme kann es geben?

Bei fünf bis zehn Prozent der Eingriffe für ein Implantat gibt es Probleme, die teilweise behoben werden können. Sie treten meist in der ersten Phase nach dem Einsetzen ein. Heilt das Implantat nicht ein, muss es wieder entfernt werden. Ein Großteil der Implantologen bietet den Patienten dann an, kostenfrei einen zweiten Versuch zu machen.

Durch eine Irritation oder Verletzung des im Unterkiefer verlaufenden Nerves kann es zu Taubheitsgefühlen kommen. Der Nerv kann sich wieder regenerieren.

Beim Bohren des Implantatschachts kann der Knochen durch zu schnelles Bohren und mangelnde Kühlung überhitzt und beschädigt werden. Knochen reagiert viel empfindlicher auf Beschädigungen als Weichgewebe.

Durch ein Implantat im Oberkiefer kann sich die Kieferhöhle entzünden.

Das Gewebe um das Implantat kann sich entzünden, entweder, weil Keime eingedrungen sind oder weil der Zahnarzt die Schraube zu schnell eingedreht hat. Die Entzündung kann auf Wurzeln der Nachbarzähne übergreifen.

Das Implantat heilt nicht ein, weil das Knochenangebot nicht ausreichend war.

Das Implantat heilt nicht ein, weil es zu früh oder zu stark durch den Kaudruck belastet wurde. Knirscher müssen zum Schutz der Implantate unbedingt eine Schutzschiene tragen.

Der Zahnarzt hat die Position der Krone so schlecht geplant, dass beim Zusammenbeißen auf den Kunstzahn eine Hebelwirkung ausgeübt wird. Der Implantataufbau kann durch diese falsche Belastung brechen.

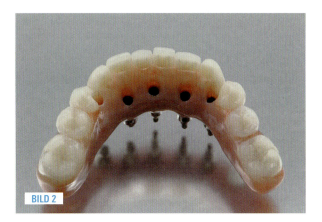

BILD 2

## Die Einheilphase dauert

Die Einheilphase beträgt mindestens drei Monate. Wenn vorher Knochen aufgebaut werden muss, kann sie bis zu sechs Monate dauern. Ob das Implantat richtig eingeheilt ist und fest im Knochen sitzt, kann der Zahnarzt unter anderen mit Hilfe eines Röntgenbilds testen. Das zeigt, wo und wie viel neue Knochenmasse sich gebildet hat.

Ist das Implantat eingeheilt, wird das Zahnfleisch wieder aufgeschnitten und der Deckel entfernt. Dann wird für zwei Wochen ein Zahnfleischformer auf die Implantatschraube gesetzt, der das umliegende Weichgewebe in die gewünschte Form bringt. Anschließend wird der Former abgenommen und ein Abdruck für die Fertigung der Krone genommen.

Ist die Krone fertig, wird sie entweder mit einem provisorischen Zement auf dem Aufbau befestigt oder mit einer kleinen Schraube darin verschraubt. Sie sollte sich wieder abnehmen lassen, damit der Arzt bei etwaigen Problemen an das Implantat herankommt.

### Sofort zubeißen funktioniert nicht immer

In einigen Fällen kann der Zahnarzt Aufbau und provisorische Krone direkt nach dem Einsetzen auf das Implantat montieren. Mit dem Zahnersatz wird dann sofort zugebissen und die frisch in den Knochen eingesetzte künstliche Zahnwurzel sofort belastet. Das funktioniert aber nur unter bestimmten Bedingungen: Das Implantat muss eine bestimmte Festigkeit aufweisen (Primärstabilität), es wurde kein Knochen aufgebaut und das Zahnbett war entzündungsfrei. Die Meinungen über diese „Sofortbelastung" sind geteilt. Die meisten Behandler sind da eher vorsichtig und bevorzugen die Schritt-für-Schritt-Methode.

Sollen die Implantate jedoch als Pfeiler für eine Vollprothese dienen, ist es gut möglich, den Zahnersatz gleich nach der Operation einzusetzen. Die Einheilzeit muss dann nicht abgewartet werden. Die Implantate müssen nur eine gewisse Festigkeit (Primärstabilität) aufweisen und sollten durch einen Metallsteg miteinander verbunden sein, auf dem dann die Prothese aufliegt. Das macht sie stabiler.

### Ein Implantat muss gut gepflegt werden

Eine große Rolle für den Erhalt des Implantats spielt die Mundhygiene. Das Implantat muss fast noch besser gepflegt werden als die eigenen Zähne. Nach dem Setzen eines Implantats sollte der Patient deshalb zumindest anfangs alle drei bis vier Monate eine Prophylaxesitzung besuchen.

Die Zahnbürste soll weich sein, und es soll eine Zahnpasta mit geringer Abrasivität (wenigen scheuernden Bestandteilen)

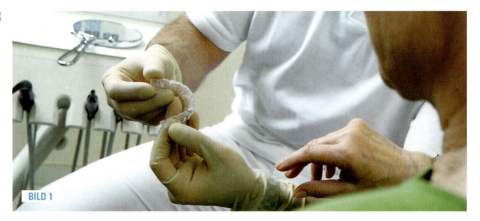

**BILD 1:** Knirscher müssen zum Schutz der Implantate unbedingt eine Schutzschiene tragen.

verwendet werden, um den Implantataufbau nicht zu zerkratzen.

Empfohlen wird der Gebrauch von Zahnzwischenraumbürsten (Interdentalbürsten) aus Kunststoff sowie einer dickeren Flauschzahnseide, mit der die Zahnfleischfurche rund um das Implantat ausgewischt wird.

Im Unterschied zum natürlichen Zahn liegt der Zahnfleischmantel am Implantat nämlich nicht so straff an. An der Stelle, an der das Implantat durch das Zahnfleisch stößt, können deshalb leicht Erreger eindringen. Entzündet sich dort das Zahnfleisch und bildet sich eine Tasche, können sich hier weitere Keime einnisten. Die führen zu einer tiefen Entzündung, die – ähnlich wie bei der Parodontitis – den umliegenden Knochen zerstört (Periimplantitis). Das Implantat verliert dann seinen Halt.

Um eine Periimplantitis zu beseitigen, muss der Zahnarzt die Schraube zunächst mit schonenden Instrumenten aus Plastik, Kohlenfaserstoff oder Titan von Belägen säubern. Zusätzlich kann er den Bereich mit Chlorhexidin spülen oder dem Patienten ein Antibiotikum verschreiben.

Geht die Entzündung danach nicht zurück, muss der Zahnarzt eventuell das Zahnfleisch aufschneiden und die Schraube unter Sicht reinigen.

Je nach Bedarf trägt er neues Knochenmaterial auf, um den Wiederaufbau des Knochens zu fördern.

A und O für alle Maßnahmen ist aber immer eine gute Mundhygiene des Patienten.

## Wie finde ich einen guten Implantologen?

Früher wurde das Implantieren vornehmlich von Kiefer- und Oralchirurgen durchgeführt. Mittlerweile nehmen das immer mehr Zahnärzte in ihr Programm auf, um Patienten, die ein Implantat wünschen, nicht an andere Praxen zu verlieren.

Es ist jedoch nach wie vor möglich, dass Ihr Hauszahnarzt die Krone oder Prothese plant und Sie für das Implantieren zu einem Kollegen überweist.

In dem Fall ist eine enge Abstimmung zwischen beiden Ärzten nötig. Tauchen später Probleme auf, darf der Patient nicht zwischen zwei Praxen hin- und hergeschickt werden.

Den Begriff „Implantologe" kann jeder Zahnarzt auf sein Sprechstundenschild schreiben, er ist nicht geschützt. Um sich auszuweisen, werben einige Ärzte mit ei-

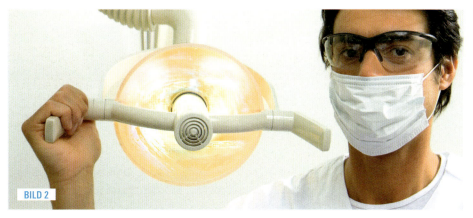

**BILD 2**: Früher wurde das Implantieren vornehmlich von Kiefer- und Oralchirurgen durchgeführt. Mittlerweile nehmen das immer mehr Zahnärzte in ihr Programm auf

nem Zertifikat in Implantologie. Das zeigt, dass sie entsprechende Fortbildungen besucht und bereits eine gewisse Anzahl von Implantaten gesetzt haben. Ärzte, die den Titel „Master of Science der Implantologie" tragen, haben eine Zusatzausbildung an einer Universität absolviert. Wer kein Zertifikat hat, muss aber nicht automatisch ein schlechterer Implantologe sein.

### IMPLANTATE IM VORDERZAHNBEREICH NUR ETWAS FÜR KÖNNER

Einen versierten und erfahrenen Arzt erfordern insbesondere Implantate im Vorderzahnbereich. Zum einen ist hier der Knochen, in den das Implantat gesetzt werden soll, sehr dünn. Zum anderen kommt es hier umso mehr darauf an, das Implantat richtig zu positionieren, damit die darauf gesetzte Krone auch gut aussieht.

Wichtig ist aus Sicht des Patienten vor allem: Wie viele Implantate hat der Behandler bereits gesetzt? Wie viele Implantate setzt er durchschnittlich pro Jahr? Wie sieht seine Erfolgsrate aus? Trauen Sie sich, den Arzt danach zu fragen. Auch ist es günstig, wenn er Erfahrungen mit möglichen Komplikationen gemacht hat und damit umgehen kann.

### Implantate sind keine Kassenleistung

Die gesetzliche Krankenkasse gibt bei einem fehlenden Einzelzahn nur den Festzuschuss für eine feste Brücke und das auch nur unter bestimmten Bedingungen. Kassenpatienten müssen die Implantate selber zahlen.

Privatversicherte und Patienten mit einer privaten Zusatzversicherung, die implantologische Leistungen enthält, erhalten je nach Tarif einen Großteil der Kosten zurück.

Für das Implantat erhalten Sie zwei Kostenvoranschläge – und später dann auch zwei Rechnungen, eine „chirurgische" und eine „prothetische".

Für die Operation, also das chirurgische Setzen des Implantats, erhalten Sie von Ihrem Zahnarzt einen privaten Kostenvoranschlag. Die hier aufgeführten Leistungen muss ein gesetzlich Versicherter komplett selber tragen.

Der gewünschte Zahnersatz, also die Krone, Brücke oder Prothese, ist auf dem Heil- und Kostenplan aufgelistet. Die gesetzliche Kasse erhält für die Bewilligung

**BILD 1:** Herausnehmbarer Zahnersatz ist leichter zu reinigen. Auch für ältere Menschen gilt, dass der feste Zahnersatz dem herausnehmbaren vorzuziehen ist.

der Festzuschüsse nur den Heil- und Kostenplan.

Die Gesamtkosten variieren je nach Region, selbst innerhalb einer Großstadt variieren die Preise. Bei einem Einzelzahn rechnet man plus Krone im Schnitt mit 2 000 Euro. Damit landet der Patient etwas über bei der Summe, die er in dem Fall für eine hochwertige Brücke ausgeben müsste. Werden mehrere Implantate auf einmal gesetzt, wird es billiger.

Preisvergleiche zwischen zwei Praxen machen nur Sinn, wenn wirklich genau die gleichen Leistungen (Materialien, Maßnahmen) auf Kostenvoranschlag und Heil- und Kostenplan aufgeführt sind.

Das Teuerste muss nicht das Beste sein, auch der günstigste Preis muss nicht den Ausschlag für Ihre Entscheidung geben. Verlassen Sie sich auf Ihr Bauchgefühl, zu welchem Behandler Sie am meisten Vertrauen haben.

## PROTHESEN FÜR GRÖSSERE LÜCKEN

Trotz der wachsenden Zahl alter Menschen in Deutschland werden heute weniger Totalprothesen angefertigt als noch vor einigen Jahren. Die Zahl der Zahnlosen ist zurückgegangen. Zahnärzte und die Menschen selbst kümmern sich heute intensiver um Pflege und Vorsorge. Die Behandlungsmöglichkeiten haben sich verbessert, auch das Wissen über gesunde Ernährung ist weiter verbreitet, so dass immer mehr eigene Zähne immer länger erhalten bleiben.

Heutzutage fehlen den 35- bis 44-Jährigen im Schnitt zwei bis drei Zähne, den 55-Jährigen neun Zähne, bei den 65-Jährigen sind es 12 bis 15 Zähne und jenseits der 70 im Schnitt 20 fehlende Zähne.

Wenn sich die Statistiken zur Mundgesundheit weiter verbessern, könnten diese Zahlen in absehbarer Zeit nach unten korrigiert werden.

### Herausnehmbarer Zahnersatz ist preiswerter

Bei bis zu maximal vier fehlenden Zähnen pro Kiefer ersetzt die gesetzliche Krankenkasse anteilig festen Zahnersatz, also eine Brücke.

Ab fünf fehlenden Zähnen wird der Festzuschuss nur noch für herausnehmbaren Zahnersatz gewährt, also eine herausnehmbare Teilprothese.

Wer sich für eine festsitzende Alternative entscheidet, für den wird es teuer. Die Wahl des richtigen Zahnersatzes bei mehreren fehlenden Zähnen hängt also zum einen von den finanziellen Möglichkeiten des Patienten ab. Je kleiner das Budget, desto eher geht die Versorgung in Richtung herausnehmbarer Zahnersatz.

Dennoch gilt auch bei alten Menschen: Der feste Zahnersatz ist dem herausnehmbaren vorzuziehen. Er ist haltbarer, und

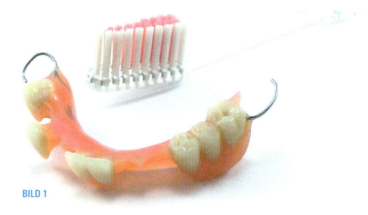

BILD 1

der Kaukomfort ist größer, da der Kaudruck empfunden werden kann. Zwischen unzulänglichem beziehungsweise schlecht sitzendem Zahnersatz und Fehl- oder Mangelernährung besteht ein erkennbarer Zusammenhang.

###  HERAUSNEHMBAR ODER FEST? VOR- UND NACHTEILE

Vorteile von festem Zahnersatz: höherer Tragekomfort, besseres Bissgefühl, lange Haltbarkeit. Nachteile: teuer und schwieriger zu reinigen.

Vorteile von herausnehmbarem Zahnersatz: preisgünstiger, leichter zu reinigen, Nachteile: auffälliger, reparaturanfällig.

**Fester Zahnersatz ist pflegeintensiv**
Eine wichtige Rolle bei der Entscheidung über den Zahnersatz spielt auch die körperliche und geistige Verfassung des Patienten. Bei einem älteren Menschen kann zum Beispiel die Immunabwehr geschwächt sein. Die körperliche Belastbarkeit nimmt ab. Heilungsprozesse dauern längern. Der Speichelfluss lässt nach, damit nimmt das Kariesrisiko zu. Durch das Zurückweichen des Zahnfleisches liegen die nicht vom harten Zahnschmelz geschützten Zahnwurzeln frei, was zu Wurzelkaries führen kann. Zahnfleischerkrankungen entwickeln sich stärker und schneller. Die Geschicklichkeit der Hände lässt nach, das Sehvermögen kann beeinträchtigt sein.

Die Einschränkungen werfen ein grundlegendes Problem auf: Wer die Zähne nicht mehr so regelmäßig und gründlich pflegen kann, die auch noch anfälliger für Erkrankungen sind, für den sind pflegeintensive feste Versorgungen wie Kronen, Brücken und Implantate auf lange Sicht vielleicht nicht die beste Lösung. Pfeilerzähne können von Karies oder Parodontitis befallen werden, Implantate drohen eher durch eine Periimplantitis verloren zu gehen.

Doch vor allem der Zahnarzt kann dann etwas für die Zahngesundheit dieser Patienten tun, indem er sie jedes halbe Jahr zur professionellen Zahnreinigung bestellt und sie entsprechend motiviert und anleitet. „Wer noch laufen kann, kann sich auch ausreichend die Zähne putzen", so die Erfahrung eines Zahnmediziners.

Wer mit den Händen nicht mehr so geschickt und sensibel ist, kann sich die Mundhygiene erleichtern, indem er statt der Handzahnbürste eine elektrische Zahnbürste benutzt. Mit der lassen sich die Zähne einfacher sauber halten. Möglich ist auch, den Mund zusätzlich regelmäßig mit einer antibakteriellen Lösung wie zum Beispiel Chlorhexidin zu spülen. Dadurch verfärben sich allerdings Zähne und Zunge mit der Zeit bräunlich.

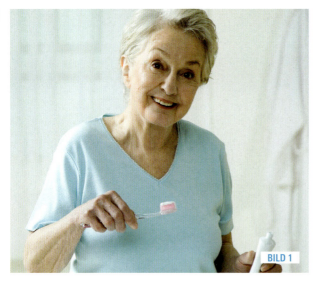
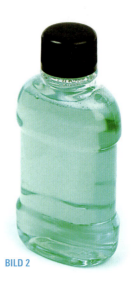

**BILD 1:** Zwischen der Verwendung von Zahncreme ...
**BILD 2:** ... und Chlorhexidin sollte ein zeitlicher Abstand von mindestens einer Stunde vergehen.

### CHLORHEXIDIN UND ZAHNCREME

Chlorhexidin wird durch Natriumlaurylsulfat und Triclosan inaktiviert, verliert also seine Wirkung. Beide Stoffe sind mögliche Bestandteile von Zahnpasten. Darum sollte während der Behandlung mit Chlorhexidin eine natriumlaurylsulfat- und triclosanfreie Zahncreme genutzt werden. Alternativ können Sie zwischen dem Zähneputzen und der Verwendung von Chlorhexidin einen zeitlichen Abstand von mindestens einer Stunde einhalten.

### Herausnehmbare Teilprothesen

Wenn viele Zähne verloren gegangen sind und ein fester Ersatz nicht möglich ist, kommt eine herausnehmbare Teilprothese in Frage. Verfügt der Patient noch über einen Restbestand an gesunden Zähnen mit stabilen Wurzeln, fungieren die dann als Pfeilerzähne. Dabei gibt es zwei Möglichkeiten: Die Teilprothese wird entweder mit Metallklammern oder mit Teleskopkronen an den Ankerzähnen befestigt. Die dritte Option sind künstliche Ankerzähne in Form von Implantaten (siehe Seite 94).

Die Prothesenzähne sind aus Kunststoff und in vielen Längen, Breiten und Farben erhältlich. Für das Zahnfleischimitat gibt es nur einen Farbton.

Der Übergang vom eigenen Gebiss zur Teilprothese soll möglichst unauffällig sein. Dabei muss der Zahnarzt aber darauf achten, dass er den Spalt zwischen dem natürlichen Anschlusszahn und dem Prothesenkörper so gestaltet, dass der Patient ihn gut mit einer Zahnzwischenraumbürste säubern kann.

Teilprothesen sind recht reparaturanfällig, nach zehn Jahren sind 50 Prozent nicht mehr intakt. Grundsätzlich gilt: Je fester verankert die Prothese ist, desto besser kann der Patient zubeißen und kauen, auch die Aussprache ist nur sehr gering beeinträchtigt. Der Zahnersatz muss daher möglichst starr mit den Restzähnen verbunden werden. Wackelt die Prothese, kann die ständige Be- und Entlastung mit der Zeit die Ankerzähne schädigen.

Wichtig: Auch eine Teilprothese erfordert eine gute Mundpflege. Die herausnehmbaren Teile müssen morgens und

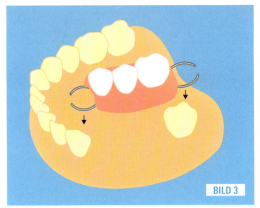
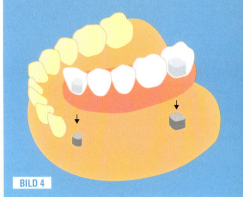

**BILD 3**: Teilprothese mit Klammern
**BILD 4**: Teilprothese auf Teleskopen

abends mit der Zahnbürste und handelsüblichen Pflegemitteln gereinigt werden. An ihnen kann sich sonst Plaque anlagern. Besonders die Ankerzähne sind akkurat zu putzen. Sie werden überdurchschnittlich beansprucht und neigen leicht zu Entzündungen.

Die einfachste und preiswerteste Lösung ist die Kunststoff-Teilprothese. Ihre Basis besteht aus einer Kunststoffplatte, die an den Zahninnenseiten anliegt. Das erhöht die Kariesgefahr, weil die Zähne an der Stelle nicht mehr von Speichel umspült werden, der zum Beispiel wichtige Mineralien für die Zahnoberfläche liefert.

Außerdem kann der zahnlose Kiefer mit der Zeit durch den Druck dieser Prothese, die sich nicht auf anderen Zähnen abstützt, absinken. Der Kieferknochen bildet sich nämlich bei zu viel Druck zurück.

Die Kunststoff-Teilprothese kann leicht brechen. Sie sollte nur als Provisorium genutzt und höchstens sechs bis acht Wochen getragen werden. Trotz der bauartbedingten Nachteile kommen manche Menschen aber so gut mit dieser eigentlich provisorischen Prothese zurecht, dass sie sie weit über die empfohlene Dauer hinaus tragen.

Die Basis der Modellgussprothese besteht aus einem dünnen Metallgestell (Chrom-Kobalt-Molybdän), das Zähne und synthetisches Zahnfleisch aus Kunststoff trägt. Sie ist steifer als die Kunststoff-Teilprothese und trägt sich daher besser. Die Modellgussprothese wird mit von außen sichtbaren Metallklammern an den Ankerzähnen eingehakt, das beeinträchtigt das Aussehen.

Zuweilen muss ein Ankerzahn leicht angeschliffen werden, um eine Auflagefläche für die Klammer zu schaffen. Manchmal ist es auch nötig, den Ankerzahn zu überkronen und in die Krone eine Rille einzufräsen, damit die Klammer stabil aufliegt.

Vorteile: Wenn eine Modellgussprothese bricht, kann der Zahntechniker sie reparieren. Gehen weitere Zähne verloren, kann er die Prothese erweitern, indem er zusätzliche Glieder anschweißt.

Der Kaudruck wird eher von den Ankerzähnen als dem unbezahnten Teil des Kiefers abgefangen. Sie ist außerdem vergleichsweise preiswert.

Nachteile: Bei den Zähnen, die die Klammer tragen, ist die Kariesgefahr deutlich erhöht, weil sich dort leichter Speisereste und damit Beläge festsetzen können. Auch die Zug- und Druckbelastung durch die Klammer schadet den Ankerzähnen langfristig.

# REPARATUREN AN DEN ZÄHNEN

**BILD 1:** Teilprothese auf Implantaten
**BILD 2:** Vollprothese auf Implantaten (mit Stegverbindung)
**BILD 3:** Einfache Vollprothese

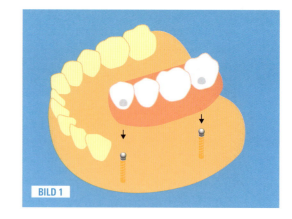

BILD 1

## Teilprothesen mit fester Verankerung

Gesünder für Restzähne und Kiefer sind Teilprothesen, die auf einem festen Fundament im Mund verankert sind. Es gibt verschiedene Formen dieser sogenannten kombinierten Versorgung. Sie sind für ältere Patienten aber nur dann geeignet, wenn sie leicht zu handhaben sind.

Ein stabiler Ankerzahn wird überkront und darauf ein Geschiebe oder Anker befestigt. Das passende Gegenstück sitzt auf der Teilprothese. Das rastet beim Einsetzen der Teilprothese in das Geschiebe oder den Anker ein. Diese Verbindung sorgt dafür, dass die dritten Zähne stabil mit den natürlichen Zähnen verbunden sind.

Vorteil: Die Geschiebeprothese ist unauffälliger als die Modellgussprothese. Nachteile: Das Einsetzen und Herausnehmen erfordert ein gewisses Geschick, das bei alten Menschen nicht mehr unbedingt vorhanden ist. Der Zahnarzt kann die Verbindung lockerer einstellen, um das Hantieren mit der Prothese zu erleichtern. Das bedeutet allerdings wieder eine erhöhte Belastung für die Ankerzähne, da die Prothese nicht ganz so fest sitzt. Und gehen weitere Zähne verloren, ist die Geschiebeprothese nicht erweiterbar.

Bei der Teleskop- oder Konusprothese werden die Ankerzähne beschliffen und darauf ein Goldhütchen aufzementiert. In der Teilprothese ist ein zweites Goldhütchen eingearbeitet, welches genau auf den Ankerzahn passt. Die Prothese rastet so auf dem Anker ein.

Vorteile: Die Teleskopprothese ist unauffällig. Die Kombination ist sehr stabil. Das Kauen ist problemlos möglich. Die Ankerzähne werden dabei weniger belastet als durch eine Klammerprothese, da sie nur den Druck von oben abfangen müssen. Hat der Patient nur noch drei Zähne in einem Kiefer, empfiehlt die gesetzliche Krankenkasse sogar die Versorgung mit einer Teleskopprothese – sofern der Versicherte sie sich leisten kann. Teleskopprothesen sind lange haltbar und erweiterbar. Geht zum Beispiel einer von drei Ankerzähnen verloren, wird das Gegenstück in der Prothese einfach mit Kunststoff verschlossen. Die Teilprothese kann weiter getragen werden, gehalten von den beiden übrigen Ankerzähnen. Um die Stabilität zu erhöhen, können die Anker auch durch einen Metallsteg miteinander verbunden werden. In der Prothese sitzt dann das Gegenstück zu dem Steg und den Pfeilern.

Nachteil: Teleskopprothesen sind teurer als Klammerprothesen.

Fehlen geeignete Ankerzähne, ist eine implantatgetragene Teilprothese eine gute Lösung. Für das Setzen von Implantaten gibt es keine Altersgrenze, allerdings

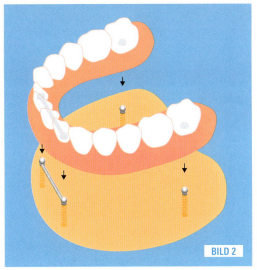
BILD 2

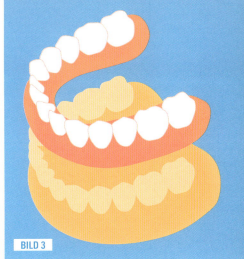
BILD 3

muss der Kieferknochen noch geeignet für das Implantat sein. Und der Patient muss motiviert sein, für eine gute Mundhygiene zu sorgen.

Die Implantate werden mit einer Metallkappe versehen, in die Kunststoffprothese ist dann das entsprechende Gegenstück eingearbeitet.

Vorteil: Implantatgetragene Teilprothesen sind sehr haltbar. Die in den Kiefer eingeschraubten Zahnwurzeln wirken dem natürlichen Knochenabbau entgegen. Mit der Prothese lässt sich problemlos kauen; ältere Menschen mit implantatgetragenem Zahnersatz ernähren sich gesünder.

Nachteil: Um die Implantate zu setzen, ist ein Eingriff am Kieferknochen erforderlich. Die Implantate sind außerdem teuer.

### Die Vollprothese ist gewöhnungsbedürftig

Wenn absehbar ist, dass mittelfristig eine Vollprothese nötig sein wird, sollte der Arzt in Absprache mit dem Patienten den Übergang nicht zu lange hinauszögern und wackelige „Problemzähne" dann doch lieber früher als später ziehen. So lange der Patient noch mobil und rüstig ist, hat er eine gute Chance, sich an die künstlichen Dritten zu gewöhnen. Menschen, die beispielsweise an Demenz erkrankt sind, akzeptieren eine neue Prothese nicht mehr so leicht, so die Beobachtung eines Zahnarzts, der viele alte Menschen und Heimbewohner behandelt.

Manche Menschen empfinden sich mit herausnehmbarem Zahnersatz als nicht mehr intakt. Sie fühlen sich gebrechlich und werten die dritten Zähne als Zeichen des körperlichen Verfalls. Eine Vollprothese bedeutet auf jeden Fall eine Verringerung der Lebensqualität. Sie beeinträchtigt den Tastsinn für die Speisen. Deren Konsistenz wird nicht mehr erfasst und dadurch auch nicht mehr effektiv gekaut. Jeder zehnte Patient klagt außerdem über eine Verschlechterung des Geschmackssinnes. Das kann daran liegen, dass der Gaumen durch die Prothese abgedeckt ist.

Das Zubeißen ist schwieriger. Wird vorn zuviel Druck auf die Prothese ausgeübt, etwa beim Abbeißen von einem Apfel, klappt sie hinten ab. Das zu verhindern ist eine Frage der Übung und der Geschicklichkeit. Nicht alle Gebissträger kommen damit zurecht. Andere haben da

**BILD 1:** Eine Vollprothese ist gewöhnungsbedürftig. Das Zubeißen beispielsweise wird schwieriger.
**BILD 2:** Das Einpassen der Prothese ist ein langwieriger Prozess, der vom Patienten eine aktive Mitarbeit und vom Zahnarzt ein gutes Einfühlungsvermögen verlangt.

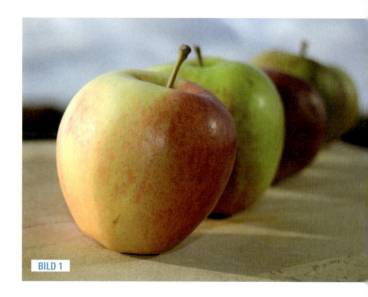

BILD 1

ihre Tricks entwickelt, indem sie etwa mit der Zunge gegenhalten, wenn sie mit den Vorderzähnen abbeißen.

### Vollprothesen für Kinder?
Es gibt Ausnahmefälle, in denen bereits Vierjährigen eine Kunststoff-Vollprothese angefertigt werden muss, weil ihre Milchzähne komplett durch Karies zerstört sind. Ursache für die mangelnde Zahnpflege sind meist soziale Probleme. Für Kinder gibt es spezielle „Bambinizähne" in zwei Farben, milchig-weiß und weiß-gelb. Die Prothese erleichtert das Kauen und Sprechen und verbessert das Aussehen.

Für die Abformung von Oberkiefer und Unterkiefer sind spezielle Abdrucklöffel nötig. Das Abdrucknehmen ist eine zeitaufwendige und für das Kind ungewohnte Prozedur, die am besten vorher zu Hause geübt wird.

Wichtig: Die Prothese darf bei Kindern die Kiefer nicht umfassen, sie würde sie sonst am Wachstum hindern. Sie muss engmaschig überprüft und immer wieder neu eingeschliffen werden, wenn Schritt für Schritt die bleibenden Zähne durchbrechen. Die sind dadurch nicht beeinträchtigt. Oft aber leiden Kinder, denen so früh eine Prothese verordnet werden musste, an Sprachentwicklungsstörungen.

### Prothese sitzt im Oberkiefer besser als im Unterkiefer
Bei einem zahnlosen Kiefer ist die einfachste und preiswerteste Lösung die Kunststoffprothese. Im Oberkiefer halten diese Prothesen meist gut, da sie sich am Gaumen festsaugen. Im Unterkiefer ist das schwieriger. Dort sitzt die Prothese wegen der Zunge nur hufeisenförmig auf dem Kieferkamm auf, das verringert die Haftkraft. Mit zunehmendem Alter und durch den Wegfall der Zähne baut sich der Kieferknochen ab, er wird schmaler und sinkt ab, das erschwert den Halt. Außerdem kann die Zunge die Prothese aus ihrer Position drücken.

### SPEICHELTEST SINNVOLL
Viel und zähflüssiger Speichel gibt der Prothese guten Halt. Mit steigendem Alter geht der Speichelfluss aber zurück. Dazu kommt, dass einige Medikamente für einen trockenen Mund sorgen: Analgetika, Antihistaminika, Diuretika, Psychopharmaka und Mittel gegen die Parkinson-Krankheit. Daher ist es sinnvoll, vor dem

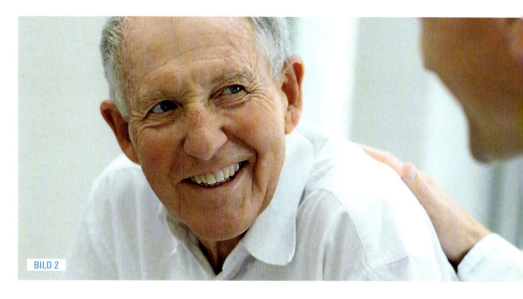

BILD 2

Einsatz einer Prothese einen Test zu machen, um Speichelmenge und -qualität zu bestimmen. Wenn das Testergebnis schlecht ausfällt, ist zu überlegen, ob man Haftcreme verwenden will oder ob man doch besser eine implantatgestützte Prothese wählt.

Gute Prothesen müssen auch ohne Haftmittel halten. Haftcremes füllen den schmalen Spalt zwischen Gebiss und Zahnfleisch. Sie helfen so, den Unterdruck aufrechtzuerhalten, der wesentlich für den Halt der Prothese ist. Wenn schon beispielsweise Haftcreme benutzt wird, dann soll das selten geschehen und möglichst sparsam genommen werden. Dann ist die Haftkraft am größten. Zu viel Haftmittel kann den Geschmackssinn und die Speichelproduktion beeinträchtigen. Auch die Schleimhaut verändert sich, die Prothese hält in der Folge schlechter als zuvor.

### Wichtig ist der Abdruck

Ganz wichtig ist bei Prothesen der genaue Abdruck. Mit einem konfektionierten Abdrucklöffel stellt der Zahnarzt zunächst einen Erstabdruck her. Daraus fertigt der Zahntechniker einen individuellen Abdrucklöffel, mit dem der Zahnarzt dann Form und Höhe der Kieferbögen abnimmt. Je genauer die Vorgaben für den Zahntechniker sind, desto besser passt später der Zahnersatz. Beim Abformen sollte der Zahnarzt darauf achten, dass er Bewegungen der Wangen und Lippen mit einplant. Manche Behandler fordern ihre Patienten dann auf, die Lippen zu spitzen oder die Zunge herauszustrecken. Die passende Zahnform und -farbe sucht der Zahnarzt gemeinsam mit dem Patienten aus. Dabei können zum Beispiel auch alte Fotos zur Hilfe genommen werden, um den individuellen Zahntypus besser zu treffen.

Bei der fertigen Prothese soll die Unterkante der oberen Vorderzähne in etwa parallel zum Schwung der Unterlippe beim Lächeln verlaufen. Werden die Prothesenzähne einfach auf einer Ebene nebeneinander aufgestellt, kommt es zum „Fischmaul"-Effekt, dem untrüglichen Hinweis auf dritte Zähne.

Bei Frauen stellen die mittleren Schneidezähne den Blickfang dar, sie sollten von der Größe her ein wenig hervorgehoben sein. Bei Männern sollen es eher die Eckzähne sein.

# REPARATUREN AN DEN ZÄHNEN

**BILD 1:** Die passende Zahnform und -farbe sucht der Zahnarzt gemeinsam mit den Patienten aus.
**BILD 2:** Zahnfarbenauswahl des Zahnarztes oder -technikers.
**BILD 3:** Für das Zahnfleischimitat bei Prothesen gibt es nur eine Farbe.

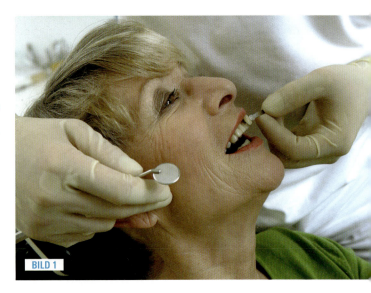

## Wie man sich an die Dritten gewöhnt

Das Einpassen der Prothese ist ein langwieriger Prozess, der vom Patienten eine aktive Mitarbeit und vom Zahnarzt ein gutes Einfühlungsvermögen verlangt. Bis sich Zunge und Wangenmuskulatur an die dritten Zähne gewöhnt haben und das Fremdkörpergefühl nachlässt, dauert es seine Zeit, selbst bei perfektem Zahnersatz. Sollten Sie sich nach zwei Wochen noch nicht an die neue Prothese gewöhnt haben, muss der Zahnarzt sie noch einmal anpassen.

Die Prothese soll am besten ständig getragen werden, sonst muss der Patient sich immer wieder aufs Neue daran gewöhnen. Früher wurde empfohlen, sie nachts in einem Wasserglas aufzubewahren, das ist heute nicht mehr üblich. Druckstellen sind am Anfang meist unvermeidlich. Der Zahnarzt muss die Prothese dann entsprechend abschleifen, damit sie verschwinden. Geschwüre treten selten auf und müssen behandelt werden.

Die Prothese muss vom Zahnarzt immer wieder kontrolliert und angepasst werden. Er schleift spitze Kanten ab oder füllt eventuell entstandene Hohlräume mit flüssigem Kunststoff auf („Unterfüttern").

Das kann nötig sein, wenn der Kieferkamm sich weiter zurückgebildet hat.

Das Sprechen mit der Prothese muss geübt werden, insbesondere die S-Laute. Manche Zahnärzte empfehlen ihren Patienten zur Übung laut zu lesen. Nach einigen Tagen hat man sich daran gewöhnt.

Auch das Kauen und Abbeißen mit dem Zahnersatz muss erlernt werden: Wählen Sie zuerst weiche Kost und kleine Bissen und kauen Sie auf beiden Seiten.

Setzen Sie die Prothese immer sorgfältig mit beiden Händen ein. Es kann passieren, dass sie Ihnen beim Herausnehmen oder Einsetzen aus der Hand fällt und bricht. Legen Sie daher besser ein Handtuch ins Waschbecken, damit sie in dem Fall nicht beschädigt wird. Geht sie kaputt, muss sie vom Zahntechniker repariert werden, das kann von zwei Stunden bis zu einem Tag dauern.

Die Prothese wird am besten mit Flüssigseife gereinigt, idealerweise morgens und abends. Danach gut abspülen. Zahnpasta ist ungeeignet, sie raut die Oberfläche auf. Das Einlegen in ein Sprudelbad (Brausetablette) ersetzt nicht die sorgfältige Reinigung mit der Hand. Außerdem macht es die Oberfläche bleich und porös.

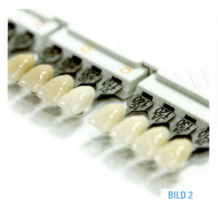 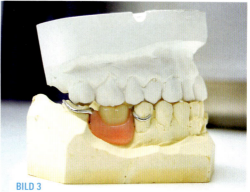

BILD 2   BILD 3

Kommen Sie mit der Prothese nicht zurecht, hat entweder der Zahnarzt nicht sorgfältig gearbeitet, oder Ihr Kieferknochen hat sich verändert oder abgebaut, oder Sie haben durch Krankenhausaufenthalte oder längere Krankheiten abgenommen. Die Prothese passt dann nicht mehr.

Viele Patienten kommen auch trotz einer gut gearbeiteten Prothese nicht mit ihr zurecht. In manchen Fällen kann das seelische Ursachen haben.

### Mundkrankheiten im Alter

Durch die Rückbildung des Kieferkamms sinkt die Bisslage ab. Dadurch kann es zu dauernder Speichelbenetzung der Mundwinkel kommen, was zu einem schmerzhaften Hautrissen führt, den Rhagaden.

Der Pilz Candida albicans besiedelt bei allen Menschen Haut und Schleimhäute. Ist die Abwehrlage vermindert, kann er zu einem weiß-gelblichen Belag auf der Mundschleimhaut führen: Soor. Auslöser kann auch die teils scheuernde, teils abdeckende Wirkung der Prothese sein in Kombination mit einer schlechten Mundhygiene. Der Zahnarzt kann gegen Soor pilztötende Gele verschreiben.

### Implantate können die Vollprothese stabilisieren

Der Sitz einer herausnehmbaren Prothese lässt sich durch Implantate deutlich verbessern (siehe Abbildungen Seite 95). Dadurch kann der Patient besser zubeißen. Implantate können auch nötig werden, wenn der Kieferkamm sich schon so weit abgebaut hat, dass eine normale Prothese nicht mehr halten würde. In dem Fall ist aber vor dem Implantieren eventuell ein Knochenaufbau nötig.

Der zahnlose Unterkiefer gehört zu den häufigsten Gründen für Implantate.

Um eine Unterkieferprothese zu stabilisieren, genügen zwei bis vier Implantate, im Oberkiefer sind es vier bis sechs.

Die Vollprothese wird dann wie die implantatgetragene Teilprothese auf den künstlichen Ankern festgemacht. Die können auch durch einen Metallsteg miteinander verbunden sein, der sein Gegenstück in der Prothese hat.

Wer in einem zahnlosen Kiefer als Alternative zur Vollprothese eine festsitzende Brücke einsetzen lassen möchte, braucht im Unterkiefer sechs Implantate, im Oberkiefer acht. So eine Konstruktion ist entsprechend teuer.

**BILD 1**: Größeren Wert sollte bei der ästhetischen Zahnheilkunde bereits auf die Gestaltung von herausnehmbaren Provisorien gelegt werden.
**BILD 2**: Günstig ist es, wenn der Zahntechniker geplante Kronen oder Veneers zunächst mit Zahnwachs auf dem Gebissmodell montiert.

## ÄSTHETISCHE ZAHNHEILKUNDE

Eine klare Abgrenzung zwischen einem „normalen" Zahnarzt und einem, der ästhetische Zahnheilkunde anbietet, ist grundsätzlich schwer zu ziehen. Selbstverständlich sollte jeder Zahnarzt beim Anfertigen von Zahnersatz nicht nur medizinische Aspekte (Gesundheit, Funktion), sondern auch das Aussehen im Blick haben. Zahnheilkunde muss immer auch ästhetischen Kriterien folgen. Das sollte Standard sein, ist aber nicht für alle Zahnärzte eine Selbstverständlichkeit. Sonst würde es nicht die dickleibigen Kronen oder die wie ein Lattenzaun gefertigten Prothesen geben, mit denen manche Patienten die Praxis verlassen.

Preiswerter Zahnersatz, der nicht viel mehr kostet als der Kassenzuschuss, kommt dem natürlichen Zahn nicht sehr nahe, muss aber nicht zwingend hässlich sein. Um den Zahnersatz akzeptabel aussehen zu lassen, braucht es vor allem einen versierten Zahnarzt und einen geschickten Zahntechniker. Wenn Arzt und Techniker ihr Handwerk beherrschen, erhält der Patient zu vertretbaren Kosten eine annehmbare Behandlung.

Mehr als das, nämlich das individuelle ästhetische Optimum anzustreben, versprechen die Ärzte, die sich die ästhetische Zahnheilkunde aufs Schild geschrieben haben. Das heißt nicht, dass die Kriterien Gesundheit und Funktion vernachlässigt werden dürften. Der Zahnersatz kann nur perfekt aussehen, wenn das Zahn-

fleisch straff und gesund ist. Und die Chancen auf ein gesundes, entzündungsfreies Zahnfleisch sind umso größer, je sorgfältiger zum Beispiel ein Kronenrand präpariert und gestaltet wurde.

Mit dem Begriff ästhetische Zahnheilkunde darf übrigens jeder Zahnarzt werben, er ist nicht geschützt. Es gibt zwar Fachgesellschaften, die entsprechende Zertifikate ausstellen, das bedeutet aber nur, dass der Arzt Fortbildungen besucht, Behandlungsfälle dokumentiert hat und auf ein paar Jahre Berufserfahrung zurückblicken kann. Eine Qualitätsgarantie ist das nicht. Auf der Suche nach einem Ästhetik-Spezialisten sollte man sich daher am besten auf Freunde oder Bekannte verlassen, die sich bei einem bestimmten Mediziner behandeln ließen – und deren Kronen oder Brücken nicht nur perfekt aussehen, sondern auch halten.

### Mehr Ästhetik kostet Zeit und Geld

Wer bei seinem Zahnersatz das bestmögliche – darunter verstehen die meisten ein möglichst naturgetreues und damit unauffälliges – Ergebnis erzielen will, muss auf jeden Fall mehr Geld investieren. Die Ökonomie bestimme den „Grad der Raffinesse" der therapeutischen Maßnahmen, formuliert das ein Hochschulmediziner vornehm. Im Klartext: Der ästhetische Zahnheilkundler veranschlagt für die Behandlung mehr Zeit und verlangt entsprechend höhere Preise. „Was wir hier ma-

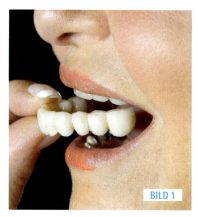
BILD 1

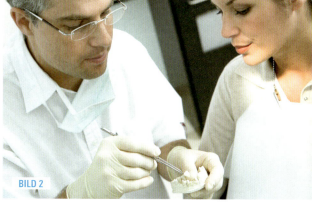
BILD 2

chen, ist über dem Durchschnitt", erklärt ein Zahnmediziner. Dabei gehe es nicht nur um das Aussehen, sondern auch um „gute Medizin". Um genauer arbeiten zu können, verwendet er die Lupenbrille. Bei Zahnfleischoperationen benutzt er beispielsweise einen extrem dünnen, teuren Spezialfaden, der an sich nur bei Augenoperationen eingesetzt wird. „Durch die minimalen Einstichstellen heilt das Zahnfleisch besser", so der Behandler.

Die allermeisten Leistungen, die im Bereich Ästhetik angeboten werden, sind privat zu bezahlen, zum Beispiel wenn der Patient Zahnfehlstellungen mit Veneers, Kronen oder Kompositaufbauten kaschieren, seine Zähne aufhellen (Bleaching) oder unschöne Kronen ersetzen lässt. Die gesetzlichen Krankenkassen erstatten diese Leistungen nicht, bei den Privatversicherungen hängt das vom jeweiligen Tarif ab.

Bei der ästhetischen Zahnheilkunde ist es besonders wichtig, dass der Arzt die individuellen Vorstellungen und Erwartungen des Patienten aufnimmt und herausfindet, was dieser sich von der Behandlung verspricht. Um ein optimales Ergebnis zu erreichen, muss er sich bei der Planung von Zahnersatz beispielsweise eingehend mit Gesichtskontur, Profil, Falten, Lachlinie, Zahnlänge und -form beschäftigen. Mit einer Funktionsanalyse der Kiefer ermittelt er das Kaumuster des Patienten. Auch das sollte in die Gestaltung des Zahnersatzes einfließen.

Selbstverständlich müssen Karies, Zahnfleischentzündungen und Parodontitis beseitigt beziehungsweise ausgeheilt sein, bevor ein aufwendiger Zahnersatz angepasst oder eine Verschönerungsmaßnahme gestartet wird.

Günstig ist es, wenn der Zahntechniker geplante Kronen oder Veneers zunächst mit Zahnwachs auf dem Gebissmodell montiert (Wax-up). So kann sich der Patient ein Bild machen und eventuell noch Einfluss auf das äußere Erscheinungsbild nehmen. Gleichzeitig kann der Zahnarzt demonstrieren, was individuell machbar ist und was nicht.

### OHNE GUTES LABOR KEIN GUTER ZAHNARZT

Der Erfolg des Zahnarzts beruht maßgeblich auf dem, was sein Labor liefert. Ein auf ästhetische Zahnheilkunde spezialisierter Behandler muss deshalb besonders hohe Anforderungen an das zahntechnische Labor stellen, mit dem er zusammenarbeitet. Das schlägt sich in der Regel dann aber auch in höheren Laborkosten nieder.

Größeren Wert sollte bei der ästhetischen Zahnheilkunde bereits auf die Gestaltung

**BILD 1:** Oben: Schwarze Dreiecke vor Behandlung. Unten: Nach Behandlung.
**BILD 2:** Ein Lächeln, bei dem zuviel Zahnfleisch entblößt wird, nennt man „gummy smile".

von herausnehmbaren Provisorien gelegt werden. Die sollten dem geplanten Zahnersatz weitgehend ähneln, was Form, Größe und Position der künstlichen Zähne betrifft. So hat der Patient eine gute Möglichkeit, schon vorab zu testen, ob er mit dem Aussehen des neuen Zahnersatzes zurechtkommt. Wer sein Leben lang gekippte Vorderzähne hatte, kommt sich mit der neuen, perfekt aufgestellten Zahnreihe eventuell komisch vor. Der Zahntechniker hat dann noch die Möglichkeit, solch kleine Unregelmäßigkeiten in den endgültigen Zahnersatz einzubauen.

In der ästhetischen Zahnheilkunde wird vorwiegend Keramik verarbeitet. Mit diesem Werkstoff lässt sich die natürliche Zahnfarbe am ehesten imitieren, weil die Fluoreszenz und Opaleszenz der Oberfläche mit berücksichtigt werden können.

Nachteile: Keramik ist teuer. Vollkeramikkronen sind auch nicht überall im Gebiss möglich, sie brauchen ein bestimmtes Platzangebot. Außerdem sind sie bruchanfälliger als Metall-Keramik-Kronen. Viele moderne Keramiken sind noch nicht lange erprobt, insbesondere was ihre Haltbarkeit betrifft. Ihr Zahnarzt sollte daher eher eine Sorte verwenden, die schon eine Weile auf dem Markt ist.

Das Nachbearbeiten eines fertigen Zahnersatzes aus Keramik ist nur in geringem Maß möglich. Der Zahnarzt darf die Keramik nur sehr vorsichtig anschleifen. Sonst kann es zu Mikrorissen kommen, die zum Bruch der Krone oder des Veneers führen.

## Ästhetische Leistungen

Neben dem optimalen Zahnersatz, der die echten Zähne ersetzt oder sogar besser aussieht als die natürlichen Originale, geht es bei kosmetischen Eingriffen für ein makelloses Lächeln – vor allem im fortgeschrittenen Alter – auch um ein attraktives Erscheinungsbild des Zahnfleisches.

### Freiliegende Zahnhälse abdecken

Wenn das Zahnfleisch zurückweicht, werden die Zahnhälse freigelegt, was die Zähne länger erscheinen lässt. Zur Korrektur kann der Zahnarzt das vorhandene Zahnfleisch mit einer bestimmten Schnitttechnik einschneiden und „mobilisieren", das heißt, über den freiliegenden Zahnhals ziehen. Das ist aber nur begrenzt möglich, weil das Zahnfleisch bei den meisten Patienten recht straff anliegt.

Alternativ kann der Zahnarzt einen Streifen Schleimhaut aus dem Gaumen lösen und an die betreffende Stelle transplantieren. Die Gaumenschleimhaut ist zwar erst etwas heller und derber als das Zahnfleisch, passt sich aber mit der Zeit farblich an. Um den Eingriff unauffälliger zu machen, kann der Behandler die Gaumenschleimhaut auch verwenden, um das vorhandene Zahnfleisch zu unterfüttern. Nachteil: Ein erneuter Rückgang des Zahnfleisches ist möglich.

Diese Behandlung ist eine Privatleistung, da sie nicht als medizinisch notwendig gilt. Sie müssen mit Kosten ab 500 Euro aufwärts rechnen. Das ist abhängig von der Zahl der abzudeckenden Zähne.

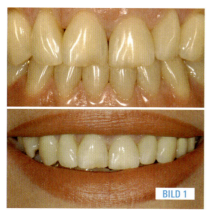
BILD 1

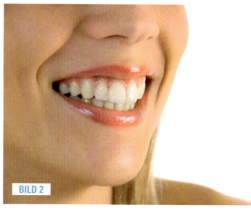
BILD 2

## „Schwarze Dreiecke" auffüllen

Die Zahnfleischpapillen (Zahnfleischzipfel zwischen den Zähnen) bilden sich zurück, wenn der darunter liegende Kieferknochen durch Parodontitis, Zahnverlust oder einfach altersbedingt schwindet. Die sogenannten schwarzen Dreiecke, auffällige Lücken in den Zahnzwischenräumen, können operativ wieder geschlossen werden.

Das ist aber ein äußerst schwieriger und aufwendiger Eingriff, der von einem spezialisierten Parodontologen übernommen werden sollte. Zahnfleisch kann zwar an die Stelle transplantiert werden. Doch wenn sich der Knochen um die Zähne bereits zurückgebildet hat, ist es mit den derzeitigen Knochenaufbautechniken (siehe Seiten 82, 83) nahezu unmöglich, die Knochenspitze wieder herzustellen. Ohne knöcherne Unterlage aber zieht sich das Zahnfleisch mit der Zeit wieder zurück. Geringen Erfolgschancen auf eine dauerhafte Verbesserung des Erscheinungsbilds stehen Kosten ab 700 Euro für einen Knochen- und Papillenaufbau gegenüber.

### Ausformung von Papillen

Vor dem Setzen einer Krone oder Brücke an Stelle eines verlorenen Zahnes kann der Zahnarzt versuchen, die Papillen neu zu formen. Dazu wird das Zahnfleisch an der Stelle mit einer bestimmten Technik eingeschnitten und das Zahnbett vorgeformt. Der provisorische Zahnersatz, den der Patient dann zunächst trägt, ist am unteren Rand in Eiform gestaltet. Diese Eiform regt das vorbehandelte Zahnfleisch dazu an, wieder die Papillenform anzunehmen.

Nachteile: Das Verfahren ist zeitaufwendig und teuer: Der Patient muss das Provisorium zwei bis drei Monate tragen. Die Kosten belaufen sich schnell auf 1 000 Euro und mehr.

### „Gummy smile" verbessern

Ein Lächeln, bei dem in der oberen Zahnreihe zuviel oder unregelmäßig verlaufendes Zahnfleisch entblößt wird („Gum" ist im Englischen das Zahnfleisch), wirkt unschön.

Der Zahnarzt kann die Zahnfleischränder im Frontbereich beschneiden und das Zahnfleisch so verkürzen oder begradigen. Wichtig ist dabei, dass vom Zahnfleischrand zum darunter liegenden Kieferknochen ein Mindestabstand von zwei Millimetern gewahrt bleibt (biologische Breite), sonst kann es zu Zahnfleischentzündungen oder -schwund kommen. Zuweilen kann es daher nötig werden, den Knochen zu kürzen, um den erforderlichen Abstand einzuhalten. Die Kosten nur für die Zahnfleischplastik belaufen sich von Eckzahn zu Eckzahn auf 350–500 Euro.

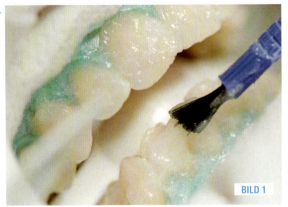 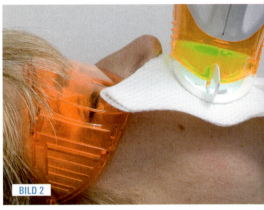

**BILD 1:** Beim Office-Bleaching (Bleichen in der Zahnarztpraxis) deckt der Zahnarzt das Zahnfleisch ab, trägt das Bleichmittel direkt auf die Zähne auf und lässt es einwirken.
**BILD 2:** Beim sogenannten „Powerbleaching", das nur in der Zahnarztpraxis angewendet werden darf, wird der Bleichvorgang mit UV-Licht oder Laser und Wärme beschleunigt.

Zugleich kann der Zahnarzt die oberen Vorderzähne optisch verlängern, indem er entsprechend längere Veneers auf die Frontseiten klebt. Das soll das Lächeln vor allem bei Frauen nochmal attraktiver erscheinen lassen.

### Bleaching für makellose Zähne

Strahlend weiße Zähne suggerieren Jugend und Vitalität. Mit zunehmendem Alter verfärbt sich der Zahnschmelz aber durch die Einlagerung von Farbstoffen gelblich. Dafür sorgen der Genuss von Kaffee, Tee, Rotwein und Zigaretten als auch bestimmte Medikamente (eisen- und nitrithaltige Präparate, Chlorhexidin). Außerdem wird die Zahnschmelzschicht dünner, dadurch schimmert das gelbliche Dentin stärker durch.

Vor einem Bleaching sollte man auf jeden Fall eine professionelle Zahnreinigung vornehmen lassen, um farbige Ablagerungen auf den Zähnen zu entfernen. Das Bleichmittel darf nicht an den Nerv gelangen, es könnte ihn sonst verletzen. Der Zahnarzt sollte die Zähne vorher deshalb unbedingt auf kariöse Stellen, schadhafte Füllungen oder Mikrorisse untersuchen und diese beseitigen.

Es gibt mehrere Methoden, den Zahnschmelz aufzuhellen. Dabei werden die unerwünschten Farbpigmente mit carbamidperoxid- oder wasserstoffperoxidhaltigen Substanzen gebleicht. Die Bleaching-Mittel greifen im Gegensatz zu „Weißmacher"-Zahnpasten, die bisweilen einen hohen Anteil an Schleifpartikeln enthalten, den Schmelz nicht an. Nur wenn die Mittel zu konzentriert verwendet werden (Peroxidgehalt über 30 %), wird der Zahnschmelz aufgeraut.

Zu beachten ist: Natürliche Zahnsubstanz und künstliche Zahnflächen (zum Beispiel Kronenverblendungen, Keramikkronen) reagieren unterschiedlich auf die Bleichmittel. Wer also Zahnersatz – vor allem im auffälligen Frontbereich – hat, sollte mit dem Zahnarzt besprechen, wie sich das Bleichen bei ihm letztlich auswirkt. Schmelzflecken oder Verfärbungen durch Fluorose (siehe Seite 30) beziehungsweise Tetrazykline (Antibiotika) sind nur eingeschränkt durch das Bleaching behandelbar.

### BLEICHEN VERBOTEN, WENN …

Ein Bleaching kommt nicht in Frage bei Zahnfleischerkrankungen, kariösen

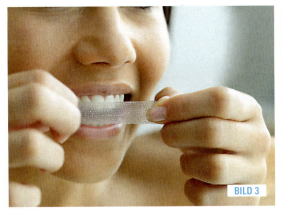 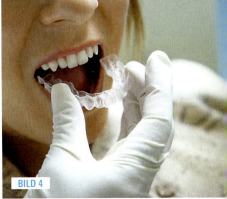

**BILD 3:** Mit einem Bleichmittel beschichtete Kunststoffstreifen (Bleaching-Strips) kann jeder rezeptfrei in der Apotheke kaufen und selber auf die Zähne aufbringen.
**BILD 4:** Für das Home-Bleaching (Bleichen zu Hause) nimmt der Zahnarzt einen Abdruck von den Zahnbögen und lässt daraus eine Schiene aus weichem, dünnem Kunststoff anfertigen.

Zähnen und undichten Füllungen, schadhaftem Zahnersatz, sensiblen Zahnhälsen (Ausnahmen möglich), in der Schwangerschaft und nur eingeschränkt bei zahnfarbenen Füllungen oder Zahnersatz im sichtbaren Bereich. Füllungen oder Zahnersatz können nämlich nicht gebleicht werden, in der Folge würden sie dunkler aussehen als die aufgehellten natürlichen Zähne.

Bleaching-Strips: Mit einem Bleichmittel beschichtete Kunststoffstreifen kann jeder rezeptfrei in der Apotheke kaufen und selber auf die Zähne aufbringen. Sie müssen zwei Wochen lang zweimal am Tag eine halbe Stunde lang getragen werden. Die Dosierung des Bleichmittels ist eher gering (unter 10 Prozent), der Effekt daher bescheiden. Kosten: Um die 40 Euro.

Beim Office-Bleaching (Bleichen in der Zahnarztpraxis) deckt der Zahnarzt das Zahnfleisch ab, trägt das Bleichmittel direkt auf die Zähne auf und lässt es einwirken. Mit einer speziellen Lampe oder Laserlicht kann die Wirkung intensiviert werden. Die Sitzung dauert zwei bis drei Stunden. Die Bleichwirkung hält zwei bis drei Jahre, aber nur, wenn man dann regelmäßig zur professionellen Zahnreinigung geht. Sie kann schneller verfliegen, wenn man viel raucht, Rotwein, Kaffee oder schwarzen Tee trinkt.

Menschen mit freiliegenden Zahnhälsen sollten besser auf das Bleaching verzichten. Der Zahnarzt kann die empfindlichen Zahnhälse in der Praxis aber mit einer Manschette aus flüssigem Kunststoff abdecken.

Vorteil: Das Office-Bleaching ist die schnellste und einfachste Lösung zum Bleichen der Zähne.

Je nach Aufhellungsgrad und Zahl der zu behandelnden Zähne ist mit Kosten bis zu 600 Euro zu rechnen, die von den gesetzlichen Kassen nicht bezuschusst oder gar erstattet werden.

Beim sogenannten „Powerbleaching", das nur in der Zahnarztpraxis angewendet werden darf, wird der Bleichvorgang mit energiereichem Licht (UV-Licht oder Laser) und Wärme beschleunigt. Ein Teil des Lichtes wird vom Bleichgel absorbiert und in Wärme umgewandelt. Diese Wärme unterstützt zwar den Bleichvorgang, führt aber genauso dazu, dass verstärkt Peroxide aus dem Bleichmittel in den Zahnnerv (Pulpa) gelangen und der Nerv erwärmt

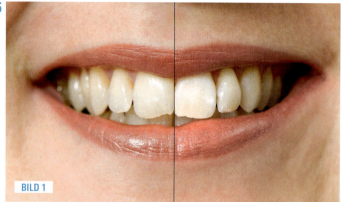

**BILD 1:** Aufhellungseffekt vor und nach einer Bleachingbehandlung

wird. Die Erwärmung kann bei Laseranwendung bis zu acht Grad Celsius betragen. Es gibt begründete Befürchtungen, dass diese Erwärmung den Zahnnerv dauerhaft schädigen kann. Die Verwendung hitzeaktivierter Verfahren ist deshalb kritisch zu bewerten, da die Ergebnisse auch nicht erwiesenermaßen besser sind als beim konventionellen Bleichen. Die Kosten für diese Power-Verfahren liegen bei 500 bis 600 Euro.

Beim Home-Bleaching (Bleichen zu Hause) nimmt der Zahnarzt einen Abdruck von den Zahnbögen und lässt vom Zahntechniker eine Schiene aus weichem, dünnem Kunststoff anfertigen. In die Schiene träufelt man zu Hause das Bleichmittel und setzt sie eine Woche lang nach den Anweisungen des Herstellers ein. Überschüssiges Bleichmittel wird mit einem Wattebausch entfernt. Je länger die vorgesehene Tragezeit, desto schonender ist der Bleichprozess.

Einige Hersteller bieten Bleichmittel mit vorgefertigten Schienen an. Hier besteht das Risiko, dass diese nicht optimal sitzen und deshalb Bleichmittel austritt, das das Zahnfleisch reizt und Entzündungen verursachen kann. Vorteil des Home-Bleachings: Man kann es wiederholen, wenn die Bleichwirkung verflogen ist.

Für diese Privatleistung muss man mit Kosten um 400 Euro rechnen.

Die ersten 24 Stunden nach einem Office-Bleaching sollte man auf Kaffee, Tee, Rotwein und Säurehaltiges wie Säfte verzichten. Beim Home-Bleaching ist über die gesamte Behandlungsdauer Vorsicht bei diesen Nahrungsmitteln angebracht, ebenso sollte nicht geraucht werden.

Unerwünschte Wirkungen: Nach dem Bleichen können die Zahnhälse vorübergehend sensibler werden und die Zähne ein bis zwei Tage lang empfindlicher auf Kälte oder Wärme reagieren. Zahnfleisch und Mundschleimhaut können gereizt sein. Ein möglicher Härteverlust des Zahnschmelzes kann durch eine anschließende Fluoridierung der Zähne rückgängig gemacht werden.

Mit der Walking-Bleach-Technik hellt der Zahnarzt Zähne auf, die sich nach einer Wurzelkanalbehandlung oder einer Verletzung dunkel gefärbt haben. Das rührt meistens daher, dass Abbauprodukte von roten Blutkörperchen aus dem Zahnmark in das Dentin eingedrungen sind. Eisenhaltige Proteine geben dem Zahn ein gräuliches Aussehen.

Hier gibt der Zahnarzt das Bleichmittel innen in den aufgebohrten Zahn. Zuvor muss er aber sicherstellen, dass der Wur-

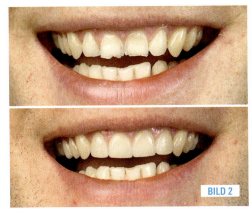 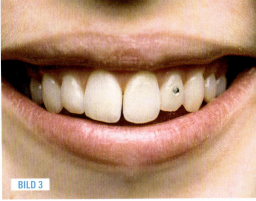

**BILD 2**: Oben: Zahnreihe vor Behandlung. Unten: Nach Behandlung mit Veneers.
**BILD 3**: Kleine Schmucksteine werden mit einem Kunststoffkleber auf den Zähnen befestigt.

zelkanal dicht ist und ihn im Zweifel entsprechend abdecken. Das Bleichmittel darf nicht aus dem Wurzelkanal austreten, es könnte den Knochen verletzen. Bis die gewünschte Aufhellung erreicht ist, vergehen einige Tage. Die Kosten für einen Zahn betragen 150–200 Euro.

### Aufwendige Kompositaufbauten

Schadhafte, unansehnliche, abgekaute, fleckige oder abgesplitterte Schneidezähne kann der Zahnarzt mit Komposit abdecken, füllen oder wieder aufbauen. Sie werden dazu vorher beschliffen.

Bei einem abgesplitterten oder durch Karies beschädigten Schneidezahn gibt die gesetzliche Krankenkasse einen Festzuschuss. Der deckt aber nur eine einfache Kompositfüllung ab.

Bei einem aufwendigeren Schichtverfahren, in dem verschiedene Farbstufen aufgetragen werden, um die individuelle Zahnfarbe besser zu treffen, muss der Patient privat zuzahlen.

Mit dem Auftragen vom Komposit lassen sich auch kleine Schiefstände korrigieren. Ein Zahn, der in der Zahnreihe beispielsweise etwas nach hinten versetzt steht, kann mit einem Komposit auf der Vorderseite verdickt und so optisch nach vorn gerückt werden.

Mit Komposit kann auch eine Zahnlücke zwischen den mittleren oberen Schneidezähnen (Diastema) geschlossen oder können Zähne verlängert werden. Diese Maßnahmen sind Privatleistungen.

Nachteil: Komposite können sich mit der Zeit abnutzen und/oder verfärben. Sie halten sieben bis zehn Jahre, dann müssten sie erneuert werden.

Vorteile: Sie sind deutlich preiswerter als die zum gleichen Zweck verwendeten Keramikveneers. Je nach Größe und ästhetischem Anspruch kosten sie 80–250 Euro pro Zahn.

### Veneers

Auf schadhafte, schiefstehende oder unvorteilhaft geformte Zähne klebt der Zahnarzt mit einem Kunststoffkleber dünne Keramikschalen (Veneers) auf, um ein harmonischeres Zahnbild zu erreichen.

Die Veneers werden vom Zahntechniker gefertigt. Die Keramikschalen umfassen auch die Schneidekante des Zahnes. Die Zähne werden vor dem Aufkleben um 0,5–1 Millimeter angeschliffen und die Oberflächen mit einer Säure aufgeraut.

Nachteil: Die spröden Veneers können unter Belastung splittern. Für Zähneknirscher oder stark kariöse Zähne sind sie nicht geeignet.

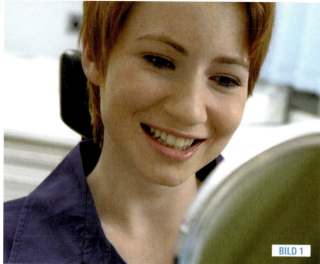
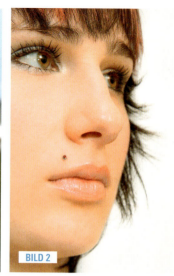

BILD 1  BILD 2

Vorteil: Veneers halten länger als Kompositaufbauten (bis zu 15 Jahre). Es bleibt mehr natürliches Zahnmaterial erhalten als bei einer herkömmlichen Teil- oder Vollkrone. Es gibt mittlerweile auch Veneers (zum Beispiel „Lumineers"), die so dünn sind, dass der Zahnarzt sie ohne Abschleifen auf die Zähne kleben kann. Sie lassen sich allerdings nur unter bestimmten Voraussetzungen verwenden. Sie sind beispielsweise nicht geeignet, um stark verfärbte Zähne ausreichend abzudecken. Für das Anfertigen und Anbringen der Veneers ist mit Kosten von 1 000–1 400 Euro pro Zahn zu rechnen.

### Keramikschulter bei Zahnersatz
Standardverblendkronen haben einen Metallkern, der im Laufe der Zeit als dünner dunkler Rand zu sehen ist. Grund dafür ist der natürliche Rückgang des Zahnfleisches mit zunehmendem Alter.

Der Zahntechniker hat die Möglichkeit, diesen Metallrand mit einer „Keramikschulter" zu verblenden. Die Privatleistung kostet um die 50 Euro.

Das ist in ästhetischer Hinsicht aber nur eine Kompromisslösung, denn mit Vollkeramikkronen lassen sich generell schönere und natürlichere Zahnfarben erzielen als mit der Verblendkrone.

### Brücke auf Teilkronen oder Veneers
Wenn eine Brücke erforderlich wird, kann diese statt auf stark beschliffenen Nachbarzähnen auch an Veneers oder Teilkronen befestigt werden. Damit wird die Zahnsubstanz der Pfeilerzähne geschont. Nachteil: Diese Konstruktion ist sehr anfällig. Vollkronen auf den Pfeilerzähnen bieten mehr Sicherheit und Haltbarkeit. Eine gute, aber teurere Alternative wäre auch ein Implantat, für das die Nachbarzähne nicht weiter beschliffen werden müssen.

### Keramische Maskierung von Pfeilern
Bei Teleskopprothesen sind die noch im Kiefer stehenden Pfeilerzähne meist mit einem Goldkäppchen umfasst, das sein Gegenstück in der Prothese hat. Nimmt man diesen Zahnersatz heraus, glänzen die goldenen Stümpfe im Mund.

Der Zahnarzt kann die Pfeiler stattdessen mit zahnfarbenen Käppchen aus Zirkonkeramik versehen.

Vorteile: Die Stümpfe (ohne Prothesenaufsatz) sehen natürlicher aus. Und die Verbindung Keramik-Gold ist verschleiß-

**BILD 1**: Vor einem Bleaching sollte man auf jeden Fall eine professionelle Zahnreinigung vornehmen lassen, um farbige Ablagerungen auf den Zähnen zu entfernen.
**BILD 2**: Vor Piercings im Mundbereich ist aus zahnärztlicher Sicht dringend abzuraten.

fester als die Verbindung Gold-Gold. Nachteil: Die Herstellung ist aufwendiger, die Teleskope werden daher teurer. Man muss mit Mehrkosten von etwa 100 Euro rechnen.

### Individuell gestaltete Vollprothesen

Wer bei seinen „Dritten" mehr als die Standardprothese wünscht, kann zum Beispiel Vorderzähne aus Keramik statt aus Kunststoff wählen. Aber auch bei Kunststoffzähnen gibt es eine breite Auswahl, nicht nur, was Form und Farbe sondern auch, was die Preise betrifft. Bei einer hochwertigen Prothese stellt der Zahntechniker die Zähne nicht „nach Schema F" auf der Prothesenbasis auf, sondern bemüht sich um eine individuelle, natürlich wirkende Anordnung. Zusätzlich

passt er die Zahnfleischmaske in Struktur und farbiger Pigmentierung dem Zahnfleisch des Patienten an. Das ergibt je nach Aufwand einen Mehrpreis von 900 bis zu 4 000 Euro.

### Zahnschmuck

Besonders bei Jugendlichen beliebt: Kleine Schmucksteine werden mit einem Kunststoffkleber auf den Zähnen befestigt, deren Oberfläche dafür angeraut werden muss. Die Schmucksteine halten in der Regel zwei bis drei Jahre. Sie sind ungefährlich und stellen kein gesundheitliches Risiko dar. Bei der Zahnpflege soll man sich um die Zähne mit solchem Schmuck intensiv kümmern, damit sich an der Stelle nicht Beläge absetzen. Kosten für den glitzernden Zahnschmuck: 30–50 Euro.

---

**INFO** **Piercings haben im Mund nichts verloren**

Vor Piercings im Mundbereich ist aus zahnärztlicher Sicht dringend abzuraten. Sie können Füllungen, Kronen und Brücken beschädigen, Blutergüsse hervorrufen, durch den Speichel korrodieren und dadurch schädliche Stoffe abgeben, Zahnlücken provozieren, Nerven schädigen, zum Zurückweichen des Zahnfleisches führen, beim Sprechen und Kauen behindern, Sprünge im Zahnschmelz oder Dentin bewirken, die Mundschleimhaut verletzen, zu Blutvergiftungen oder Infektionen führen (Viren, Hepatitis, HIV).

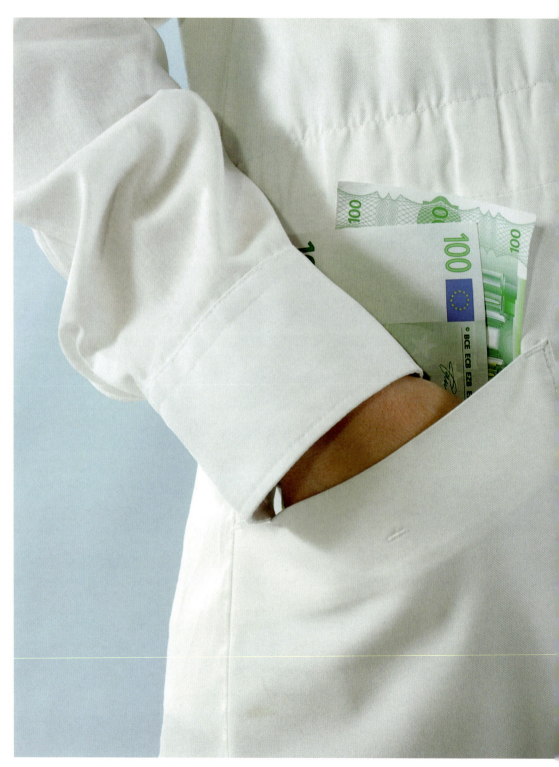

Um mehr Leistung zu bekommen, zahlen viele Patienten aus der eigenen Tasche zu.

# KOSTEN UND LEISTUNGEN

Wenn Löcher gefüllt werden oder fehlende Zähne ersetzt werden müssen, springen die Krankenkassen ein. Die gesetzlichen Kassen zahlen aber nur für bestimmte Füllstoffe, bei Zahnersatz geben sie einen Festzuschuss, der die Grundversorgung abdeckt, also das medizinisch Notwendige. Viele Patienten zahlen daher aus eigener Tasche zu, um mehr Leistungen zu bekommen.

## WAS GESETZLICHE KRANKENKASSEN ERSTATTEN

Ob ein Festzuschuss gezahlt wird, ist abhängig vom zahnmedizinischen Problem. Beispiel: Bei einem Zahn ist die natürliche Zahnkrone weitgehend zerstört, der Zahn ist aber erhaltungswürdig. Die gesetzliche Kasse beteiligt sich daher an einer künstlichen Krone mit einem Zuschuss. Die Pauschalsumme, die sie dafür erstattet, orientiert sich an der einfachsten beziehungsweise wirtschaftlichsten Versorgungsvariante, in diesem Fall eine Vollgusskrone aus Nichtedelmetall. Sie ist die „Regelversorgung".

Eine Beispielrechnung für das Jahr 2009 sieht so aus: Ein Kassenpatient, der keinen Bonus erhält (siehe „Bonusheft hilft sparen" Seite 112), wählt die Regelversorgung. Die Vollgusskrone wird in den vom Gemeinsamen Bundesausschuss festgelegten Festzuschuss-Richtlinien auf einen Komplettpreis von 240,06 Euro taxiert. Die Kasse übernimmt davon die Hälfte, also 120,03 Euro, die restlichen 120,03 Euro zahlt der Patient aus eigener Tasche.

Steht der Zahn im sichtbaren Bereich, der im Oberkiefer von den Schneidezähnen bis zum zweiten kleinen Backenzahn, im Unterkiefer bis zum ersten kleinen Backenzahn reicht, ist es anerkanntermaßen sinnvoll, die Krone mit zahnfarbener Keramik zu verblenden. Die Kasse beteiligt sich in diesem Fall an einer Teilverblendung auf der Außenseite mit 50 Prozent Anteil = 43,49 Euro. Gibt sich der Patient mit einer Teilverblendung zufrieden, beträgt sein Eigenanteil dann auch noch einmal 43,49 Euro.

**BILD 1:** Hat ein Patient sein Bonusheft vergessen, kann die Sprechstundenhilfe den Eintrag beim nächsten Besuch nachtragen.
**BILD 2:** Wer sein Bonusheft gut geführt hat, bekommt von der gesetzlichen Krankenkasse mehr Geld erstattet.

Wünscht er eine Vollverblendung der Krone, die auch die Kaufläche und die Innenseite des Zahnes umfasst, fällt die Rechnung für ihn höher aus, weil er diese Zusatzleistung komplett selbst bezahlen muss.

## Bonusheft hilft sparen

Das Bonusheft kann mit zwölf Jahren begonnen werden. Es begleitet den Patienten durch das ganze Leben. Hat ein Patient sein Heft vergessen, kann die Sprechstundenhilfe den Eintrag beim nächsten Besuch nachtragen. Auch länger zurückliegende Kontrolltermine können Sie sich nachträglich bestätigen lassen, selbst wenn Sie inzwischen den Zahnarzt gewechselt haben.

Zahnärzte müssen Patientenakten nämlich zehn Jahre aufbewahren.

Diese Chance sollten Sie bei Bedarf auf jeden Fall nutzen. Denn wenn auch nur ein Jahr in der Reihe der Vorsorgestempel fehlt, fängt man automatisch wieder bei

Null an und kann erst sechs Jahre später wieder einen Bonus bekommen – egal, wie viele Jahre man zuvor regelmäßige Zahnvorsorge betrieben hat.

Wer sein Bonusheft gut geführt hat, also mindestens einmal im Jahr beim Zahnarzt war – Kinder und Jugendliche vom 6. bis 18. Lebensjahr zweimal pro Jahr! –, bekommt von der gesetzlichen Krankenkasse mehr Geld erstattet.

Wer vor Behandlungsbeginn fünf Jahre lang jeweils einmal jährlich einen Stempel gesammelt hat, bekommt für die Vollkrone 20 Prozent mehr Zuschuss von der Kasse, das wären 144,04 Euro.

Nach zehn dokumentierten Jahren unter zahnärztlicher Kontrolle sind es 30 Prozent mehr auf den Kassenzuschuss, das wären 156,04 Euro.

Wichtig: Gemeint sind Kalenderjahre. Wer in 2004 mit seinem Bonusheft begonnen hat, darf nach Ablauf von fünf Jahren, also ab 2009, den Bonus in Anspruch nehmen. Es spielt keine Rolle, ob

---

**INFO** **Festzuschüsse der Krankenversicherer ändern sich**

Die Höhe der Festzuschüsse zu zahnmedizinischen Leistungen wird von Kassen- und Zahnarztvertretern ständig überarbeitet, die Preise verändern sich jährlich. Privatversicherte müssen sich um Festzuschüsse keine Gedanken machen. Bei ihnen hängt die Erstattungssumme vom vertraglich vereinbarten Leistungsumfang ab. Je nach abgeschlossenem Tarif deckt die private Krankenversicherung 50 bis 90 Prozent der tatsächlich aufgewendeten Kosten, bei einigen Tarifen gibt es zusätzliche Obergrenzen für die zahntechnischen Leistungen (Material- und Laborkosten).

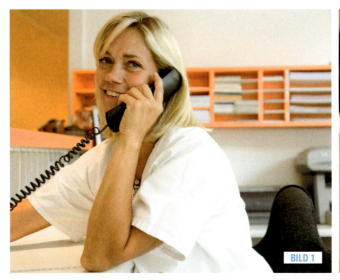
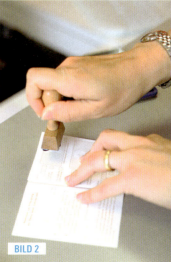

BILD 1   BILD 2

er im Mai oder im Dezember 2004 den ersten Stempel erhalten hat.

Auch Patienten mit einer Vollprothese sollten ihr Bonusheft weiterpflegen und mindestens einmal im Jahr zum Zahnarzt gehen. Denn es kann sein, dass an dem künstlichen Gebiss etwas repariert oder ersetzt werden muss, und auch dann kann der Bonus genutzt werden.

### Wer mehr als Standard will, muss dazukaufen

Möchte ein Patient eine Krone im Vorderzahnbereich rundherum mit Keramik verblenden lassen, muss er diese Extraleistung dazukaufen und mit dem Zahnarzt eine entsprechende Vereinbarung schließen. In diesem „Heil- und Kostenplan Teil 2" (früher „Mehrkostenvereinbarung") erklärt sich der Patient bereit, die Kosten zu tragen, die die Kasse nicht übernimmt. Der Festzuschuss bleibt der gleiche, die Kasse beteiligt sich an einer Nichtedelmetallkrone und einer Teilverblendung aus Keramik.

Kassenrechtlich betrachtet hat der Patient in dem Fall eine „gleichartige Versorgung" gewählt. Die Leistungen im Rahmen der Regelversorgung rechnet der Zahnarzt daher nach dem kassenzahnärztlichen Tarif ab (BEMA = Bewertungsmaßstab zahnärztlicher Leistungen).

Die zusätzliche Leistung, also die Vollverblendung inklusive Material- und Laborkosten, berechnet er nach der teureren privaten Gebührenordnung für Zahnärzte/Ärzte (GOZ/GOÄ). Die darin vorgesehenen Werte kann der Zahnarzt mit einem Faktor bis 3,5 multiplizieren. Den Steigerungsfaktor muss er auf dem Heil- und Kostenplan Teil 2 nicht extra ausweisen, auf der Abschlussrechnung schon.

Trifft der Zahnarzt mit Ihnen ein entsprechendes schriftliches Abkommen, zum Beispiel wegen eines besonderen Schwierigkeitsgrads, kann er den Faktor sogar noch weiter erhöhen.

### Andersartige Versorgung wird teurer

Wollen Sie beispielsweise eine größere Zahnlücke nicht – wie im Rahmen der Regelversorgung vorgesehen – mit einer herausnehmbaren Teilprothese, sondern mit einer festsitzenden Brücke schließen, entscheiden Sie sich für eine „andersartige Versorgung". Das bedeutet konkret, dass der Zahnarzt den gesamten Eingriff nach der teureren privaten Gebührenordnung

**BILD 1:** Den Großteil der Rechnung bei Zahnersatz machen die Material- und Laborkosten aus, das heißt, hier sind die größten finanziellen Spielräume.

abrechnet. Den Festzuschuss von der Kasse erhalten Sie trotzdem, aber eben nur für die erstattungsfähige Teilprothese.

## Wie man bei Zahnersatz sparen kann

Den Großteil der Rechnung bei Zahnersatz machen die Material- und Laborkosten aus, das heißt, hier sind die größten finanziellen Spielräume. Um die Kosten zu senken, kann Ihr Zahnarzt die nötige Krone oder Brücke beispielsweise bei einem Dentallabor in Fernost bestellen. Der Import-Zahnersatz muss qualitativ nicht unbedingt schlechter sein (siehe Seite 131). Über preiswerte Zahntechniklabors informieren auch die Krankenkassen. DAK-Mitglieder zum Beispiel können im Internet die entsprechende Position aus ihrem Heil- und Kostenplan eingeben und erhalten dann eine Liste der drei günstigsten Anbieter. Diese Labors sitzen im In- und Ausland.

Fragen Sie Ihren Zahnarzt, ob er bereit ist, mit einem preiswerteren Labor zusammenzuarbeiten. Es kann sein, dass er das ablehnt und Ihnen abrät. Dann müssen Sie überlegen, ob Ihnen die Ersparnis so wichtig ist, dass Sie den Arzt wechseln.

### Bessere Konditionen bei Vertragszahnärzten

Einige Krankenkassen haben Vereinbarungen mit Zahnarztpraxen abgeschlossen, die den Versicherten günstigere Tarife anbieten. So können sich brandenburgische AOK-Mitglieder ohne bürokratischen Aufwand bei polnischen Vertragszahnärzten behandeln lassen (siehe Seite 126).

DAK-Patienten erhalten seit September 2009 niedrigere Preise, wenn sie sich für ein Jahr vertraglich auf einen Zahnarzt aus dem bundesweiten DAKdent-Netz festlegen. Die professionelle Zahnreinigung gibt es dort zum Beispiel für einen Festpreis von 50 Euro, Implantate zu einem Festpreis von 1100 Euro. Für Zahnersatz im Rahmen der Regelversorgung muss der Patient keinen Eigenanteil zahlen. Die entsprechenden Kronen oder Brücken sind

**INFO** **Komplizierte Rechnung**

Das Erstattungssystem ist so kompliziert, dass die Zahnärzte oft selbst nicht auf Anhieb sagen können, wie hoch der Festzuschuss ausfallen wird. Den errechnet die Helferin mit einer speziellen Software. Aber auch damit lassen sich bei einem komplizierten Befund nicht immer alle Fragen klären, zum Beispiel, wenn viele Zähne ersetzt werden müssen. Und: Für die meisten Regeln gibt es Ausnahmeklauseln.

Grundsätzlich kann man sagen: Je mehr Zähne erhalten sind, desto größer sind die Chancen, dass man den Zuschuss für einen festsitzenden Zahnersatz bekommt.

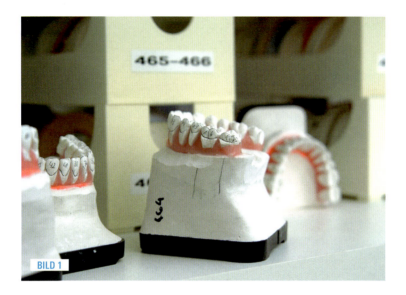
BILD 1

Importware, der Zahnarzt gibt darauf aber fünf Jahre Garantie.

Voraussetzung für so einen Vertragsabschluss ist, dass der Patient vor Behandlungsbeginn in zehn aufeinanderfolgenden Jahren regelmäßig beim Zahnarzt war und das mit seinem Bonusheft nachweist.

Nach Ablauf des ersten Jahres kann er einen neuen Vertrag mit dem gleichen oder einem anderen Verbundzahnarzt machen. Aber auch in diesem Fall muss der Patient sich grundsätzlich überlegen, ob er bereit ist, für den finanziellen Vorteil seinen angestammten Zahnarzt aufzugeben.

 **ZAHNBEHANDLUNG BEIM FINANZAMT EINREICHEN**

Kleiner Trost: Die Kosten für zahnärztliche Behandlungen, die Ihnen nicht erstattet wurden, können Sie als „außergewöhnliche Belastung" bei der Einkommensteuer in Anschlag bringen.

Sie lassen sich aber erst anrechnen, wenn die Summe die zumutbare Belastung übersteigt. Die ist abhängig von Kinderzahl und Jahresverdienst, sie liegt zwischen ein und sieben Prozent Ihres Jahreseinkommens.

### In Härtefallen übernimmt die Kasse bis zu 100 Prozent

In bestimmten Härtefällen übernimmt die gesetzliche Krankenversicherung 100 Prozent der Regelversorgung. Dazu zählen Menschen, die ALG II, Grundsicherung, Kriegsopferfürsorge oder Bafög beziehen. Auch Geringverdiener sind vom Eigenanteil befreit. Die Bruttoeinkommenshöchstgrenze für Alleinlebende liegt 2010 bei 1022 Euro monatlich, bei zwei im Haushalt lebenden Personen darf das Gesamteinkommen höchstens 1405,25 Euro monatlich betragen, bei drei Personen 1660,75 Euro, bei jeder weiteren Person erhöht sich die Grenze um jeweils 255,50 Euro.

### Höherer Zuschuss für Geringverdiener

Auch wer knapp über diesen Einkommensgrenzen liegt, kann von der Kasse einen höheren Zuschuss bekommen. Beispielrechnung: Ein alleinstehender Mann verdient brutto 1150 Euro im Monat. Er war in den zurückliegenden zehn Jahren regelmäßig jedes Jahr zur Vorsorge und hat daher Anspruch auf den Festzuschuss mit Bonus von 30 Prozent.

**BILD 1:** Für erwachsene Patienten beträgt die Praxisgebühr 10 Euro pro Quartal. Bleibt es bei einer reinen Vorsorgeuntersuchung ohne Behandlung, bekommen Sie das Geld vom Zahnarzt zurück beziehungsweise müssen es nicht zahlen.

Für seinen Zahnersatz sind 620 Euro als Kosten für die Regelversorgung vorgesehen. Die Kasse zahlt einen Festzuschuss mit Bonus von 403 Euro. Es bleibt ein Eigenanteil von 217 Euro.

Nun wird die Einkommenshöchstgrenze für die Zuzahlungsbefreiung vom tatsächlichen Einkommen abgezogen: 1150 – 1022 = 128 Euro. Das Ergebnis wird mit drei multipliziert (= 384 Euro) und von dem Festzuschuss ohne Bonus (500 Euro) abgezogen: 500 – 384 = 116 Euro.

Um diesen Betrag erhöht sich der Kassenzuschuss inklusive Bonus: 403 + 116 = 519 Euro. Bei einem Gesamtpreis von 620 Euro muss der Mann also nur noch einen Eigenanteil von 101 Euro zahlen.

Die Kassen erstatten aber keinem Fall mehr als 100 Prozent der Regelversorgung beziehungsweise der tatsächlich entstandenen Kosten.

## Wann entfällt die Praxisgebühr?

Kinder und Jugendliche bis zum Alter von 18 Jahren zahlen grundsätzlich keine Praxisgebühr.

Für erwachsene Patienten beträgt die Praxisgebühr 10 Euro pro Quartal. Bleibt es bei einer reinen Vorsorgeuntersuchung ohne Behandlung, bekommen Sie das Geld vom Zahnarzt zurück beziehungsweise müssen es nicht zahlen. Müssen Sie sich im selben Quartal dann aber doch wegen eines Zahnproblems behandeln lassen, werden die 10 Euro fällig.

Wer die Praxisgebühr beim Zahnarzt bezahlt hat und an einen Kieferchirurgen oder in einem Notfall an einen anderen Arzt überwiesen wird, muss dort keine Praxisgebühr bezahlen. Der Patient sollte die Überweisung aber mitbringen, sonst muss er erneut bezahlen. Patienten haben kein Anrecht darauf, eine vergessene Überweisung später nachzureichen.

Hat jemand innerhalb eines Kalenderjahrs für Praxisgebühren, Medikamentenzuzahlungen und andere gesetzliche Zuzahlungen (zum Beispiel für Krankenhausaufenthalte oder Krankengymnastik) schon zwei Prozent seines Jahreshaushaltseinkommens ausgegeben, wird er für den Rest des Jahres von weiteren Zuzahlungen befreit. Bei chronisch Kranken liegt diese Belastungsgrenze bei ein Prozent des Jahreshaushaltseinkommens.

Die Krankenkasse stellt dann auf Antrag eine Bescheinigung aus, und der Patient muss beim Arzt keine weitere Praxisgebühr mehr zahlen.

Der Eigenanteil beim Zahnersatz zählt jedoch nicht als gesetzliche Zuzahlung in diesem Sinne.

## Welche Leistungen die Kassen komplett abdecken

Etliche Vorsorgeuntersuchungen und Zahnbehandlungen werden komplett von den Kassen abgedeckt. Der Zahnarzt rechnet sie direkt über die Chipkarte ab.

Kinder zwischen zweieinhalb und sechs Jahren können insgesamt drei Mal zu Früherkennungsuntersuchungen gehen. Zwischen den Terminen sollten jeweils mindestens 12 Monate liegen.

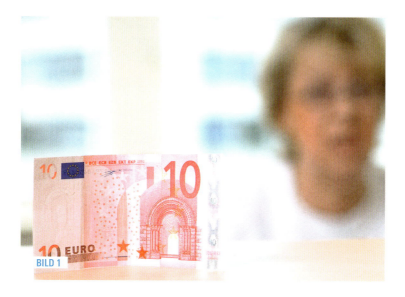
BILD 1

Bei Kindern und Jugendlichen von 6 bis 18 Jahren kann der Zahnarzt die Kauflächen bleibender Backenzähne mit Kunststoff versiegeln, um sie gegen Karies zu schützen, und zwar je Zahn einmal im Kalenderhalbjahr (Fissurenversiegelung). Die Kauflächen müssen dafür kariesfrei sein.

Bei Kindern mit einem hohen Kariesrisiko kann der Zahnarzt alle Zähne mit einem Fluoridlack überziehen. Das ist möglich vom 30. Lebensmonat bis zum 18. Lebensjahr jeweils ein Mal im Kalenderhalbjahr (Fluoridierung).

Im Alter von sechs bis 18 Jahren übernimmt die Kasse zwei Mal im Jahr die Kosten für eine Individualprophylaxe. Diese Möglichkeit sollten Sie unbedingt nutzen. Die kleinen oder auch größeren Patienten erhalten Tipps, wie man die Zähne am besten pflegt und wie man sich zahngesund ernährt. Eine komplette Zahnreinigung wie bei der professionellen Zahnreinigung für Erwachsene ist darin nicht enthalten.

Ab 18 Jahren sind zwei Vorsorgeuntersuchungen pro Jahr abgedeckt, allerdings müssen zwischen den Terminen mindestens vier Monate liegen.

Einmal im Jahr darf der Zahnarzt auf Kassenkosten Zahnstein entfernen, allerdings nur bis zum Zahnfleischrand. Zahnstein, der bis unterhalb des Zahnfleischsaums reicht, darf er auf Kassenkosten nur im Rahmen einer umfassenderen Parodontalbehandlung entfernen.

Die Kasse zahlt voll für zahnerhaltende Leistungen, als da wären: Karies ausbohren, Füllungen legen, Zähne ziehen, Parodontalbehandlungen, Wurzelkanalbehandlung, Wurzelspitzenentfernung, Röntgen sowie Kieferoperationen bei einer medizinischen Indikation.

Doch kann es passieren, dass der Zahnarzt beispielsweise eine Wurzelbehandlung mit teureren Materialien und einer aufwendigeren Technik durchführen und Ihnen komplett privat in Rechnung stellen will. Möchten Sie das nicht, müssen Sie mit Ihrem Zahnarzt verhandeln oder ihn wechseln.

Wird bei einer Parodontalbehandlung ein Knochenaufbau nötig, muss der privat bezahlt werden. Den Knochenaufbau bezahlt die Kasse nur, wenn sich bei einem zahnlosen Kiefer der Kieferkamm so stark zurückgebildet hat, dass eine Vollprothese ohne Knochenaufbau nicht halten wür-

**BILD 1:** Bei einem zahnlosen Kiefer gibt es einen Zuschuss für eine Vollprothese aus Kunststoff.
**BILD 2:** Wenn Sie grundsätzlich höherwertigen und damit teureren Zahnersatz wünschen, kann es sinnvoll sein, eine private Zusatzversicherung abzuschließen.

den. Dieser darf dann nur mit körpereigenen Knochenspänen erfolgen.

Kassenrechtlich nicht anerkannte Behandlungsmethoden wie Laser- oder naturheilkundliche Begleittherapien müssen privat abgerechnet werden.

Muss ein Loch im Seitenzahnbereich gefüllt werden, übernimmt die Kasse die Kosten für die preiswerteste in Frage kommende Füllung, also eine Amalgamplombe, im Vorderzahnbereich für zahnfarbenes Komposit (Kunststoff).

Möglicherweise möchte Ihr Zahnarzt ein ästhetisch ansprechenderes Komposit verwenden, das aber zeitaufwendiger zu verarbeiten ist. Die Preisdifferenz stellt er Ihnen dann in Rechnung.

Möchten Sie – meist im Rahmen einer Amalgamsanierung – eine intakte Amalgamfüllung gegen ein anderes Füllmaterial austauschen lassen, ohne dass dies medizinisch notwendig ist, müssen Sie das privat bezahlen.

Wer größere Löcher in Zähnen mit einem Inlay aus Gold oder Keramik schließen will, bekommt von der Kasse eine Amalgamplombe bezahlt und legt den Rest aus eigener Tasche dazu. Ausnahme: Bei einer nachgewiesenen Amalgamunverträglichkeit zahlt die Kasse einen Zuschuss in Höhe einer Kunststofffüllung. Bei einer nachgewiesenen Allergie gegen Amalgam und Füllungskunststoffe übernimmt sie die Kosten für ein Inlay. Das muss aber unbedingt vorher mit der Kasse geklärt werden.

Ist die natürliche Zahnkrone stark beschädigt, der untere Teil des Zahnes aber noch gut erhalten, kann der Zahnarzt eine Teilkrone aufsetzen. Die Kasse beteiligt sich an Teilkronen aber nur auf den Backenzähnen. Teilkronen auf den Schneidezähnen werden von den Kassen nur auf Anfrage erstattet, sie können dies ablehnen. Der Patient muss sie dann komplett privat bezahlen.

---

**INFO**    **Zwei Jahre Garantie auf Füllungen**

Fällt eine Füllung innerhalb von zwei Jahren nach dem Einsetzen heraus, muss der Zahnarzt sie auf eigene Kosten erneuern.

Bei Milchzahnfüllungen, Füllungen am Zahnhals, Füllungen, die bei den Backenzähnen mehr als drei Flächen beziehungsweise bei den Vorderzähnen die Schneidekanten umfassen, und Füllungen bei Patienten, die unter Zähneknirschen (Bruxismus) oder besonderen Erkrankungen leiden, übernimmt das die Krankenkasse.

Der Patient muss in beiden Fällen nichts aus der eigenen Tasche zuzahlen außer der Praxisgebühr.

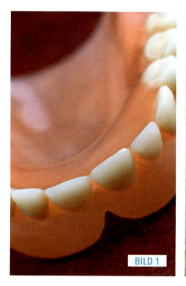
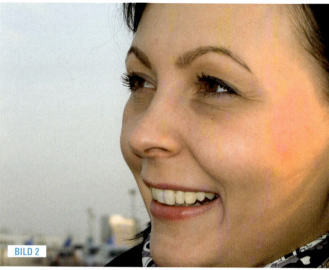

BILD 1  BILD 2

Ist die Zahnkrone komplett zerstört, gibt die Kasse einen Zuschuss für eine Vollkrone, bei den großen Backenzähnen aus Nichtedelmetall, im sichtbaren Bereich zusätzlich mit einer Teilverblendung.

Geht ein Zahn ganz verloren, beteiligt sich die Kasse an einer festsitzenden Brücke aus Nichtedelmetall, im sichtbaren Bereich mit einer Keramikteilverblendung. Den Zuschuss für die Brücke gibt es aber nur unter bestimmten Voraussetzungen, die nicht nur für den Patienten schwer zu durchschauen sind. Grundsätzlich gilt: In dem Kiefer, der mit einer Brücke versorgt werden soll, dürfen nicht mehr als vier Zähne fehlen. Außerdem müssen im Gegenkiefer natürliche Zähne oder ein festsitzender Zahnersatz vorhanden sein.

Trägt der Patient dort bereits eine herausnehmbare Teilprothese, gibt es nur den – geringeren – Zuschuss für eine Teilprothese.

Ausnahme: Sind nur jeweils bis zu zwei Einzelzahnlücken im Seitenzahnbereich zu versorgen, und/oder fehlen bis zu vier Schneidezähne, beteiligt sich die Kasse trotzdem finanziell an einer Brücke. Diese Ausnahme gilt aber nicht, wenn ein Eckzahn fehlt. Dann wiederum erstattet die Kasse nur den Festzuschuss für eine Teilprothese.

Fehlen dem Patienten mehr als vier Zähne in dem zu behandelnden Kiefer, bekommt er den Festzuschuss für eine herausnehmbare Teilprothese. Die nach der Regelversorgung vorgesehene Teilprothese besteht aus Nichtedelmetall und Kunststoff.

Wer statt der herausnehmbaren eine – zum Beispiel auf Teleskopkronen befestigte – Teilprothese wünscht, muss mehr zahlen. Wenn die nötigen Befundvoraussetzungen erfüllt sind, gibt aber auch die Kasse mehr dazu. Sie beteiligt sich dann pro Kiefer an zwei Teleskopkronen, mit denen die Prothese auf zwei Ankerzähnen festgemacht wird. Hat der Patient nur noch drei Zähne pro Kiefer im Mund, beteiligt sie sich an drei Teleskopkronen pro Kiefer. Im sichtbaren Bereich bezuschusst sie außerdem die Teilverblendung der Teleskopkronen.

Bei einem zahnlosen Kiefer gibt es einen Zuschuss für eine Vollprothese aus Kunststoff. Hat sich der Kieferknochen schon zurückgebildet, kann es sinnvoll sein, Implantate als Stützpfeiler einzusetzen, weil die Prothese sonst schlecht Halt

**BILD 1:** Vor Beginn der Behandlung erstellt der Zahnarzt einen Heil- und Kosten-plan, in dem er die erforderlichen Maßnahmen sowie die voraussichtlichen Material- und Laborkosten aufführt.

findet. Diese Implantate sind zwar Privat-leistung, die Implantatkronen (Suprakon-struktion) aber muss der Zahnarzt in dem Fall nach BEMA abrechnen. Damit wer-den sie für den Patienten ein wenig preis-werter. Den Festzuschuss gibt es für eine Vollprothese.

Bei einem Einzelzahnimplantat kann der Patient den Zuschuss für eine Brücke (das wäre die Regelversorgung) erhalten. Voraussetzung ist, dass die Nachbarzähne gesund, nicht überkront und nicht über-kronungsbedürftig sind. In dem Fall hat der Patient einen weiteren Vorteil: Der Zahnarzt muss die Implantatkrone nach BEMA und BEL II (Bundeseinheitliches Leistungsverzeichnis zur Abrechnung zahntechnischer Leistungen) abrechen, sie wird dadurch etwas preiswerter.

Die Implantate selbst müssen grund-sätzlich privat bezahlt werden.

Es gibt aber besondere Indikationen, bei denen die Kasse sie voll erstattet:

- gesichtsentstellende Kiefer- und Ge-sichtsdefekte, die durch einen Tumor, Kieferentzündungen, eine Zystenopera-tion oder Knochenkrankheiten (Ostheo-pathien) hervorgerufen wurden,
- extreme Mundtrockenheit (Xerostomie, verhindert die Haftung von Prothesen),
- eine Lippen-Kiefer-Gaumenspalte,
- die generalisierte Nichtanlage von Zäh-nen,
- ein Unfall oder starke Muskelfehlfunk-tionen wie zum Beispiel bei Spastikern.

## In Ruhe über Heil- und Kostenplan nach-denken

Sind Ihre Zähne so defekt, dass ein auf-wendigerer Zahnersatz nötig ist, sollte Ihr Zahnarzt Ihnen zunächst genau erklären, was seiner Meinung nach gemacht wer-den muss. Ist eine Krone nötig, brauchen Sie eine Brücke oder empfiehlt er ein Im-plantat? Wenn eine Teilprothese nötig ist: Soll sie fest oder herausnehmbar sein? Es ist wichtig, dass der Zahnarzt Ihnen ver-schiedene Möglichkeiten vorschlägt und Ihnen auch schon ungefähr sagen kann, was sie jeweils kosten. Sie müssen sich nicht sofort entscheiden, sondern sollten Gelegenheit bekommen, in Ruhe darüber nachzudenken.

Vor Beginn der Behandlung erstellt der Zahnarzt einen Heil- und Kostenplan, in dem er die erforderlichen Maßnahmen so-wie die voraussichtlichen Material- und Laborkosten aufführt.

In einem separaten Schreiben infor-miert er Sie, wie hoch die Gesamtrech-nung und Ihr Eigenanteil ausfallen. Zum Vergleich listet er die Kosten und den Ei-genanteil auf, die Ihnen bei der Regelver-sorgung entstehen würden.

Den Behandlungsplan (= Heil- und Kos-tenplan) reichen Sie bei Ihrer Krankenkas-se ein.

Haben Sie Zweifel an der Richtigkeit oder Angemessenheit des Heil- und Kos-tenplans, können Sie bei einem anderen Zahnarzt eine zweite Meinung einholen. Dafür müssen Sie nichts bezahlen, außer gegebenenfalls der Praxisgebühr.

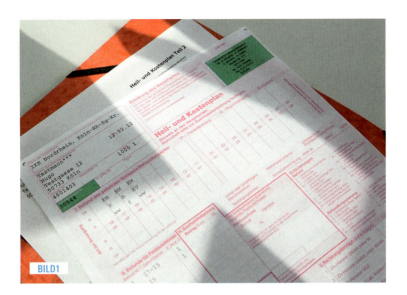
BILD1

Sie können aber auch zur Verbraucherzentrale gehen oder bei der Patientenberatung Ihrer kassenzahnärztlichen Vereinigung nachfragen. Unter www.zahnarztzweitmeinung.de finden Sie Adressen regionaler Beratungsstellen. Die Krankenkasse wird Sie zu dem privaten Teil Ihrer Rechnung in der Regel nämlich nicht beraten.

Genehmigt die Kasse den Heil- und Kostenplan, teilt sie Ihnen schriftlich mit, wie hoch der Festzuschuss der Kasse ist, mit dem Sie rechnen können. Das sollte nicht länger als eine Woche dauern. Bei einem unkomplizierten Eingriff können Sie auch versuchen, die Bewilligung direkt bei einem Mitarbeiter in der für Sie zuständigen Niederlassung einzuholen. Hat die Kasse Zweifel an dem Behandlungskonzept, kann sie einen Gutachter einschalten.

Wenn während der Behandlung unvorhergesehen zusätzliche Maßnahmen nötig werden, muss der Zahnarzt die entsprechende Änderung des Heil- und Kostenplans von der Krankenkasse genehmigen lassen. Liegt der Patient bereits im Behandlungsstuhl, sollte das im Zweifel unbürokratisch durch eine direkte Rücksprache mit der Kasse möglich sein. Wichtig: Die Heil- und Kostenpläne werden von den Krankenkassen jeweils nur für ein halbes Jahr bewilligt. Sie sollten eine Behandlung also nicht auf die ganz lange

**INFO** **Implantat immer auf Extrarechnung**

Ein Implantat wird mit einem chirurgischen Eingriff in den Kiefer eingesetzt. Den Eingriff stellt Ihnen der Zahnarzt gesondert in Rechnung, er taucht nicht auf dem Heil- und Kostenplan auf. Das Gleiche gilt für einen eventuell nötigen Knochenaufbau als Voraussetzung für die Implantation. Bei einem Implantat sollten Sie sich von Ihrem Zahnarzt unbedingt vorher einen Gesamtüberblick über die Kosten geben lassen, denn die Behandlung kann sich über viele Monate erstrecken, und die einzelnen Posten summieren sich dann.

**BILD 1:** Es lohnt sich, die Tarife der verschiedenen Anbieter privater Zahnzusatz-versicherungen genau zu vergleichen.

Bank schieben, weil sonst die Kostenzusage Ihrer Kasse verfällt.

### Ein paar Beispielrechnungen

So könnte die Zahnarztrechnung ausfallen für einen Kassenpatienten, der keinen Bonus erhält und nicht privat zusatzversichert ist. Festzuschüsse: Stand 2009 ohne Bonus für die regelmäßige Vorsorge. Der Zahnersatz ist in Deutschland hergestellt.

- Der zweite kleine Backenzahn oben links (25) hat ein Loch. Eine zweiflächige Füllung ist nötig. Der Patient wünscht ein Goldinlay. Geplante Kosten: 400 Euro. Die gesetzliche Kasse gibt für eine Amalgamfüllung einen Zuschuss von 32,80 Euro (die Erstattungssumme ist regional unterschiedlich). Der Patient muss also 367,20 Euro zuzahlen.
- Der zweite kleine Backenzahn oben links (25) ist weitgehend zerstört. Nötig ist eine Vollkrone. Der Patient wünscht eine Verblendkrone mit einer Keramik-Komplettverblendung. Geplante Kosten: 500 Euro. Die gesetzliche Kasse zahlt 120,03 Euro für eine Nichtedelmetallkrone und 43,49 Euro für eine Teilverblendung = 163,52 Euro. Der Patient zahlt selbst einen Eigenanteil von 336,48 Euro.
- Der zweite kleine Backenzahn oben links (25) geht verloren. Er muss ersetzt werden. Die beiden Nachbarzähne sind bereits überkront. Der Zahnarzt empfiehlt deshalb eine Brücke. Der Patient legt Wert auf eine keramische Komplettverblendung. Geplante Kosten: 1250 Euro. Die gesetzliche Kasse zahlt 284,54 Euro für eine Nichtedelmetallbrücke und 84,78 Euro für zwei Keramik-Teilverblendungen (nur zwei, da der Pfeilerzahn 26 nicht mehr zum sichtbaren Bereich zählt) = 369,32 Euro. Der Patient zahlt aus eigener Tasche 880,68 Euro hinzu.

---

**INFO** **100 Prozent gibt es nicht**

Private Krankenversicherungen können Patienten ablehnen, wenn ihr Zahnzustand zu schlecht ist. Und keine Versicherung übernimmt 100 Prozent aller Kosten. Gerade bei teuren Versorgungen muss der Patient fast immer mit einem Eigenanteil rechnen.
Zu Vertragsabschluss bereits geplante Behandlungen können allerdings nicht versichert werden. Nach Abschluss der Versicherung gilt eine Wartezeit von acht Monaten. Erst danach darf der Patient zum ersten Mal Leistungen in Anspruch nehmen. Außerdem haben viele Tarife in den ersten Vertragsjahren niedrigere Erstattungsgrenzen.

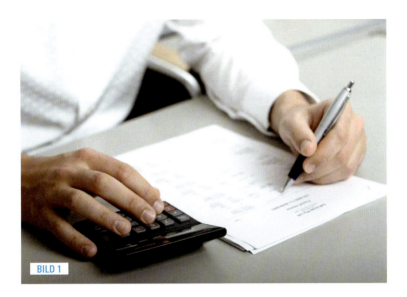
BILD 1

- Der zweite kleine Backenzahn oben links (25) geht verloren. Er muss ersetzt werden. Die beiden Nachbarzähne sind intakt und haben keine Kronen. Der Zahnarzt rät dem Patienten zu einem Implantat. Geplante Kosten gesamt: 2200 Euro. Die Kasse zahlt 284,54 Euro für eine Nichtedelmetallbrücke und 84,78 für zwei Keramik-Teilverblendungen = 369,32 Euro. Der Patient zahlt 1830,68 Euro hinzu.
- Im Oberkiefer stehen nur noch drei Zähne. Der Patient benötigt eine Teilprothese. Er wählt eine Modellgussprothese mit Klammern. Geplante Kosten: 770 Euro. Die gesetzliche Kasse zahlt 282,57 Euro. Der Patient muss 487,43 Euro zuzahlen.
- Im Oberkiefer stehen nur noch drei Zähne, davon zwei im sichtbaren Bereich. Der Patient benötigt eine Teilprothese. Er wünscht eine Teleskopprothese. Geplante Kosten: 2200 Euro. Die Kasse zahlt 282,57 Euro für eine Modellgussprothese und drei Teleskopkronen je 222,54 Euro sowie zwei Teilverblendungen je 27,63 Euro = 1005,45 Euro. Der Patient zahlt selbst noch 1194,55 Euro.
- Der Oberkiefer ist zahnlos. Der Patient wählt eine normale Vollprothese, also die Regelversorgung. Geplante Kosten: 640 Euro. Die Kasse zahlt einen Zuschuss von 263,83 Euro. Dem Patienten bleibt eine Selbstbeteiligung von 376,17 Euro.
- Der Oberkiefer ist zahnlos. Der Patient wählt eine gaumenfreie Vollprothese, die von sechs Implantaten getragen werden soll. Geplante Kosten: 13000 Euro, wenn die Implantate problemlos ohne weitere chirurgische Eingriffe (zum Beispiel für einen Knochenaufbau) gesetzt werden können. Die Implantate werden mit Aufsätzen versehen, die die Vollprothese halten. Die Kasse zahlt 263,83 Euro. Der Patient zahlt den Löwenanteil von 12736,17 Euro selbst.

### Private Zahnzusatzversicherungen

Wenn Sie grundsätzlich höherwertigen und damit teureren Zahnersatz wünschen, kann es sich für Sie lohnen, eine private Zusatzversicherung abzuschließen. Die deckt dann auch Leistungen ab, die von Ihrer Krankenkasse nicht erstattet werden, allerdings nur für medizinisch notwendi-

**BILD 1:** Patienten, die preiswerter kalkulieren wollen, kombinieren eine Zahnbehandlung mit einem Urlaubsaufenthalt in Tschechien, Polen, Ungarn, Kroatien oder Spanien.

gen Zahnersatz, nicht für kosmetische Eingriffe wie zum Beispiel Bleaching.

Achtung: Je nach Tarif können die Leistungen für Zahnersatz bei den Versicherern sehr unterschiedlich ausfallen: So kann es sein, dass Kronen oder Brücken großzügig bezuschusst werden, Inlays oder Implantate aber nur wenig oder gar nicht.

### Tarife vergleichen lohnt sich

Wir vergleichen immer wieder einmal Zahnzusatzversicherungen, die aktuellen Informationen dazu lassen sich unter www.test.de abrufen.

Realistische Tarife sind: Eine Frau, die mit 43 Jahren einsteigt, kann für rund 24 Euro im Monat eine mit „Sehr gut" bewertete Zahnzusatzversicherung abschließen. Männer zahlen generell weniger, bei einem gleichaltrigen Mann wären es im genannten Fall 19 bis 21 Euro im Monat.

Achtung: Die Zahnzusatzversicherungen, die die gesetzlichen Krankenkassen in Kooperation mit privaten Versiche-

rungsgesellschaften anbieten, sind erfahrungsgemäß nicht immer die besten! Etliche dieser Angebote wurden von uns nur mit „ausreichend" bewertet.

Es lohnt sich also, die Tarife der verschiedenen Anbieter genau zu vergleichen. Wie weit die Erstattungsleistungen bei Zahnersatz voneinander abweichen können, zeigen einige Beispiele:

- Eine vollverblendete Krone im Seitenzahnbereich kostet den gesetzlich Versicherten einen Eigenanteil von 347 Euro. Die privaten Zusatzversicherungen zahlen ihm 41 bis 307 Euro zu.
- Ein zweiflächiges Keramikinlay kostet den gesetzlich Versicherten einen Eigenanteil von 290 Euro. Die privaten Versicherer übernehmen 0 bis 290 Euro.
- Ein Implantat im Seitenzahnbereich mit einer komplett verblendeten Metall-Keramik-Krone kostet den gesetzlich Versicherten einen Eigenanteil von 1 937 Euro. Die privaten Versicherer zahlen ihm 0 bis 1707 Euro zu.

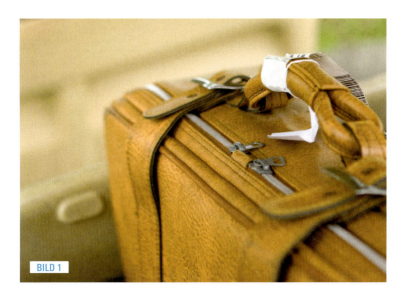
BILD 1

## ZAHNTOURISMUS: SCHNÄPPCHEN IM AUSLAND?

Hochwertiger Zahnersatz ist teuer. Die Festzuschüsse der gesetzlichen Krankenkassen decken nur einen Teil der anstehenden Kosten ab, der Eigenanteil kann schnell Hunderte Euros betragen, wie die Rechenbeispiele eindrucksvoll zeigen. Wer nur ein knappes Budget hat, der muss in der Regel auf Vollkeramikkronen verzichten. Preiswerter wird das Ganze oft, wenn der Zahnarzt die gewünschte Krone im Ausland statt in Deutschland herstellen lässt.

Niedriger fällt die Rechnung auch aus, wenn sich der Patient gleich im Ausland behandeln lässt. Diesen „Zahntourismus" kennt man in Österreich und der Schweiz schon länger, weil die Krankenkassen dort noch weniger erstatten und der Großteil der Behandlungskosten von den Patienten privat übernommen werden muss. Solche „Flüchtlinge aus westeuropäischen Gesundheitssystemen" (FAZ) reisen dann für ein, zwei oder drei Wochen nach Tschechien, Polen, Ungarn, Kroatien oder Spanien und kombinieren die Zahnbehandlung mit einem Urlaubsaufenthalt.

Im ungarischen Kurort Sopron etwa konzentrieren sich Praxen, die vornehmlich für die auswärtige Kundschaft arbeiten. Die zahlt für die gleichen Leistungen deutlich weniger als im Heimatland, auch dann noch, wenn man die Kosten für den Hotelaufenthalt sowie An- und Abreise dazurechnet. Auch deutsche Versicherte machen mittlerweile von dieser Möglichkeit Gebrauch, wenn auch noch sehr zurückhaltend. Nach einer im Juli 2009 veröffentlichten Studie der Kassenzahnärztlichen Bundesvereinigung und der Bundeszahnärztekammer ließen gerade einmal 1,2 Prozent der Befragten Kronen oder Implantate im Ausland einsetzen.

### Hiesige Mediziner warnen vor Zahntourismus

Die hiesigen Zahnmediziner sehen die Niedrigpreiskonkurrenz mit Skepsis und warnen vor gesundheitlichen, finanziellen und juristischen Risiken. Angesichts möglicher Komplikationen empfiehlt Reiner Kern von der Kassenzahnärztlichen Bundesvereinigung (KZBV) die „wohnortna-

**BILD 1**: Innerhalb der europäischen Union können die Patienten ihren Arzt frei wählen.

he" zahnärztliche Versorgung. Der geschäftsführende Vizepräsident der österreichischen Zahnärztekammer befürchtet, dass der Zeitdruck, unter dem die ausländischen Ärzte stehen, zu Stress und damit zu Behandlungsfehlern führen könne.

Eine Studie der Universität Bern verglich 1999 ausländische und eidgenössische Zahnbehandlungen und gab den auswärtigen Ärzten miserable Noten.

Mittlerweile haben sich die Standards in den osteuropäischen Ländern aber deutlich verbessert. Eine Untersuchung in Rheinland-Pfalz aus den Jahren 2006 und 2007 beurteilte mehr als die Hälfte der Behandlungen als „absolut einwandfrei". Nach einer 2009 von uns durchgeführten und veröffentlichten Leserumfrage ergaben sich bei jeder fünften Auslandsbehandlung Probleme, damit kommen die ausländischen Praxen auf den gleichen Schnitt wie die deutschen.

### Auslandsbehandlung birgt Risiken

Ein auf ein, zwei oder drei Wochen beschränktes Zahnsanierungsprogramm birgt auf jeden Fall gewisse Risiken. Wer sich dafür entscheidet, muss Vor- und Nachteile gut abwägen. Zu allererst sollte man genau prüfen, ob das Angebot wirklich preiswerter ist. „Ich habe einige Patienten, die sich im Ausland behandeln ließen – und habe mich gewundert, wie wenig die gespart haben", erzählt ein Zahnarzt. Eine Internetplattform für Auslandsbehandlungen wirbt mit einer möglichen Kostenersparnis von bis zu 70 Prozent,

realistisch sind wohl Einsparungen von 30 bis 50 Prozent. Die Gründe für die niedrigeren Preise sind vor allem niedrigere Löhne, günstigere Mieten und geringere Laborkosten. Die Qualität der ausländischen Arbeiten beurteilte derselbe Zahnarzt mit „Sehr gut" bis „Mist". Diese Bandbreite findet sich genauso gut in deutschen Praxen.

### Krankenkassen geben Festzuschüsse EU-weit

Innerhalb der Europäischen Union (EU) können die Patienten ihren Arzt frei wählen. Auch wenn sich ein deutscher Versicherter in einem anderen EU-Land behandeln lässt, zahlt die Krankenkasse nach Vorlage des Heil- und Kostenplans die entsprechenden Festzuschüsse. Die AOK Brandenburg bietet ihren Versicherten die Auslandsbehandlung sogar ausdrücklich an: Sie hat 2005 ein Abkommen mit einem zahnärztlichen Dienstleister in Polen geschlossen, der Praxen in drei grenznahen Städten unterhält. Die AOK-Patienten können sich dort ohne bürokratischen Aufwand behandeln lassen. Wenn sie nur die Regelversorgung in Anspruch nehmen, müssen sie keinen Eigenanteil zahlen, weil die Behandlungs- und Laborkosten in Polen niedriger sind. Die Behandlung selbst entspreche deutschen Qualitätsstandards, betont die Kasse. Der Grund für die AOK-Initiative: Es fiel auf, dass viele Versicherte zwar den Heil- und Kostenplan für eine anstehende Zahnbehandlung einreichen, die Behandlung

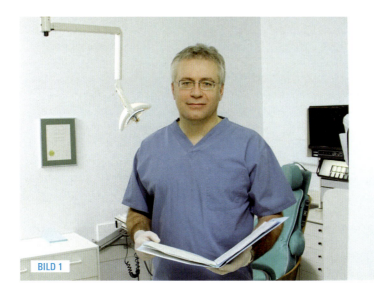
BILD 1

aber nicht durchführten, weil der Eigenanteil wohl für sie zu teuer war. Bislang ließen sich mehr als 500 Patienten jenseits der Oder behandeln, die große Mehrheit war mit dem Ergebnis zufrieden.

Lässt sich ein Deutscher außerhalb der EU behandeln, etwa in Thailand oder in der Türkei, darf sich die gesetzliche Kasse nicht an den Kosten beteiligen.

### Auslandsbehandlung: Für und Wider abwägen

Bei einer Behandlung in einem anderen Land nimmt der Patient auf jeden Fall einige Unwägbarkeiten in Kauf. Argumente gegen eine Auslandsbehandlung hat das Europäische Verbraucherzentrum Wien, das zum Netzwerk europäischer Verbraucherzentralen gehört, zusammengetragen:

- Der Aufwand: Sie müssen sich Urlaub nehmen. Zu den Kosten für die Behandlung kommen noch die Kosten für den Hotelaufenthalt und die An- und Abreise hinzu.
- Es wurden tendenziell zu viele Kronen gesetzt und dabei wurde zuviel natürliche Zahnsubstanz geopfert. Auch Zähne, die mit einer Füllung oder einem Inlay hätten einwandfrei (und preiswerter) versorgt werden können, wurden abgeschliffen und überkront.
- Die Kronen sahen zwar gut aus, waren aber oft nicht optimal gestaltet. Die Kauflächen passten nicht perfekt ineinander. Die Ränder standen über, so dass sich die Zähne schlechter putzen ließen. Das erhöht das Risiko für Karies, Gingivitis (akute oder chronische Entzündung des Zahnfleischs) und Parodontitis (Entzündung des Zahnhalteapparats bis zur Lockerung und dem Verlust von Zähnen).
- Die Kürze der Zeit: Eine oder zwei Wochen sind für einige Behandlungen zu kurz, um den Heilungsprozess abzuwarten und eventuell nötige Vor- oder Nachbehandlungen vorzunehmen. Die Einheilung eines Implantats zum Beispiel dauert Monate und verlängert sich noch, wenn ein Knochenaufbau gemacht werden musste. Eine Sofortbelastung des Implantats ist nicht immer möglich.
- Die mangelnde Vorsorge: Es wurden Patienten behandelt, die an einer Zahnfleischentzündung oder einer Parodontitis litten. Nach den Regeln ärztlicher Kunst hätten diese Erkrankungen erst

**BILD 1:** Es kann sein, dass das Vertrauensverhältnis zu Ihrem angestammten Zahnarzt unter dem Ausflug zur Konkurrenz leidet.
**BILD 2:** Ein auf ein, zwei oder drei Wochen beschränktes Zahnsanierungsprogramm birgt auf jeden Fall gewisse Risiken. Wer sich dafür entscheidet, muss Vor- und Nachteile gut abwägen.

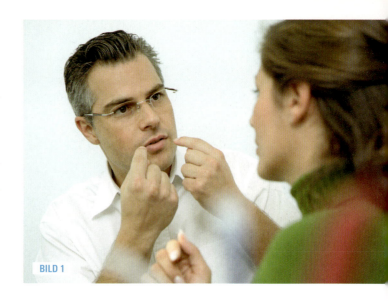

BILD 1

einmal ausgeheilt werden müssen, bevor der Zahnarzt Kronen, Brücken oder Implantate einsetzt. Außerdem gaben die ausländischen Kollegen selten Tipps zur Pflege des neuen Zahnersatzes.

- Keine Nachsorge: Wenn nach der Behandlung Probleme oder Komplikationen auftreten, müssten Sie theoretisch noch einmal zu der ausländischen Klinik reisen. Nur dann muss sie ihrer Gewährleistungspflicht nachkommen, die EU-weit einheitlich zwei Jahre beträgt. Ein deutscher Zahnarzt könnte den defekten Zahnersatz zwar auf Kosten des Patienten reparieren. Das tut er aber sehr ungern. Erstens übernimmt er dann die Gewährleistungspflicht für die Reparatur. Gibt es erneut Probleme mit dem fremden Zahnersatz, muss er die auf eigene Kosten beheben.
Was eine noch größere Rolle spielt: Eine schadhafte Brücke beispielsweise lässt sich im Mund nur unzureichend reparieren. „Die funktioniert dann nicht dauerhaft", erklärt ein Zahnarzt. „Nach den Regeln ärztlicher Kunst müsste ich die defekte Brücke eigentlich herausnehmen und eine neue anfertigen." Die zahlt der Patient selbst. Die Kasse deckt bei Problemen mit Auslandszahnersatz nur die Kosten ab, die bei einer Notfallbehandlung, also etwa bei starken Schmerzen, entstehen.
- Wollen Sie Ihre Rechte auf eine Nachbehandlung einklagen, müssen Sie das am Ort der Behandlung tun. Das kann kompliziert werden. Kommt es zum Streit mit einer ausländischen Klinik oder Praxis, können Sie sich zunächst an das Europäische Verbraucherzentrum in Kiel wenden (www.evz.de). Das leitet den Fall an die Verbraucherzentrale des jeweiligen EU-Landes weiter. Die dortigen Verbraucherschützer versuchen dann, eine Einigung zwischen Praxis und Patient zu erreichen. Sie haben damit aber nicht immer Erfolg.

Wer eine Zahnzusatzversicherung abgeschlossen hat (siehe Seiten 123 ff.), für den sind Auslandsbehandlungen und importierter Zahnersatz uninteressant.

### Worauf ein Zahntourist achten muss

Es kann sein, dass das Vertrauensverhältnis zu Ihrem angestammten Zahnarzt unter dem Ausflug zur Konkurrenz leidet. Überlegen Sie sich, wie wichtig Ihnen die

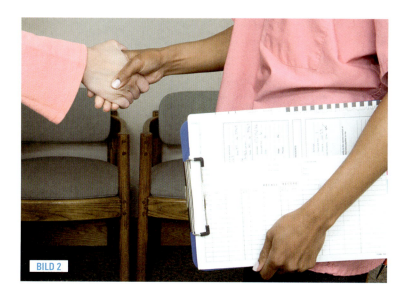
BILD 2

dauerhaft gute Beziehung zu Ihrem Zahnarzt ist. Vielleicht sprechen Sie mit ihm über Ihre Pläne. Eventuell äußert er sogar Verständnis.

Am besten lassen Sie sich zunächst von einem deutschen Zahnarzt einen Heil- und Kostenplan erstellen, damit Sie einen Überblick über die Behandlung bekommen und abschätzen können, was in Deutschland an Eigenbeteiligung auf Sie zukommt. Enthält er Kassenleistungen, müssen Sie nur die 10 Euro Praxisgebühr dafür zahlen. Enthält er ausschließlich Privatleistungen, kann der Zahnarzt dafür eine Gebühr verlangen.

Mit diesem Heil- und Kostenplan holen Sie ein Vergleichsangebot der ausländischen Klinik ein. Die braucht dafür auch Ihre Röntgenbilder. Die Bilder können Sie von Ihrem Zahnarzt erbitten, sie müssen sie aber nach spätestens sechs Monaten zurückgeben.

Achtung: Auf den Kostenvoranschlägen von ausländischen Zahnarztpraxen oder -kliniken werden teilweise Lockangebote gemacht, bei denen Voruntersuchungen, Röntgenaufnahmen, Betäubungsspritzen oder der chirurgische Eingriff selbst nicht einberechnet werden. Die Rechnung über die Gesamtkosten kann sich bis zum Abschluss der Behandlung also noch erheblich verteuern.

Sie sollten bei Zahnbehandlungen im Ausland deshalb genau nachfragen, was zum Beispiel alles beim „Implantat für 600 Euro" inbegriffen ist, ob darin sowohl das Implantat selbst, der chirurgische Eingriff als auch die auf dem Implantat sitzende Krone enthalten sind.

Den ausländischen Heil- und Kostenplan – er muss den deutschen Richtlinien entsprechen – reichen Sie bei Ihrer Krankenkasse ein, bevor Sie die Reise buchen. Die Kasse teilt Ihnen dann mit, ob sie die Behandlung genehmigt und mit welchem Kostenzuschuss Sie rechnen können.

Im Ausland müssen Sie die Zahnarztrechnung in der Regel dann direkt bei Abschluss der Behandlung bezahlen. Nach der Behandlung reichen Sie die Originalrechnung mit Befund, Behandlungsplan, Labor- und Materialbelegen bei Ihrer Kasse ein. Die kann Ihnen bei der Erstattung die Praxisgebühr sowie eine Verwaltungskostenpauschale von 7,5 bis 10 Prozent von dem Festzuschuss abziehen. Eventuell müssen Sie die Unterlagen auch übersetzen lassen.

**BILD 1:** Um ihren Patienten günstigere Angebote für Labor- und Materialkosten machen zu können, weichen deutsche Zahnärzte mittlerweile nicht selten auf Importware aus.

### Wie finde ich eine gute Klinik?

Die Webseiten www.die-endverbraucher.de, www.zahn-online.de und www.zahnarzt-planet.de listen Ärzte in verschiedenen Ländern auf, Preisangebote ausländischer Kliniken vermittelt die Website www.zahnarzt-im-ausland.de.

Am besten hören Sie sich in Ihrer Bekanntschaft um, wer schon einmal Erfahrungen mit einer Zahnbehandlung im Ausland gemacht hat. Es gibt moderne Einrichtungen, die nach westlichen Kriterien arbeiten, und „Zahnfabriken", in denen Zahnersatz nach dem Motto „schnell und billig" gefertigt wird. Verlässliche Informationen über die Qualität der Häuser gibt es nicht.

Allgemeine Tipps zur Vorbereitung sind:

Schauen Sie sich im Internet genau an, wie die für Sie infrage kommende Klinik oder Praxis auftritt. Wirkt die Homepage einladend und professionell? Gibt es eine Version in deutscher Sprache? Wird die Ausstattung mit Geräte- und Herstellernamen vorgestellt, kann das für einen guten technischen Standard sprechen. Wichtig sind auch konkrete Preisbeispiele.

Manche Kliniken bieten Komplettpakete mit An- und Abreise, Transfers und Hotelaufenthalt an. Das erleichtert Ihnen die Reiseplanung.

Stellen Sie Anfragen per E-Mail oder am Telefon, sollten sie rasch, ausführlich und eindeutig beantwortet werden. Das erste Telefongespräch mit der Klinik kann wichtig sein: Wie werden Sie empfangen? Wie werden Sie beraten? Spricht das Personal deutsch?

Der Arzt vor Ort sollte sich für die Voruntersuchung Zeit nehmen und Sie nicht nach „Schema F" abfertigen. Er sollte verschiedene Lösungswege anbieten und Sie nicht gezielt zur teuersten Lösung drängen.

Auf Ihren Zahnersatz sollten Sie mindestens eine zweijährige Garantie erhalten, manche Kliniken bieten fünf Jahre Garantie an. Lassen Sie sich alle vereinbarten Leistungen detailliert schriftlich bestätigen.

Manche Kliniken werben damit, ein Tochterunternehmen einer deutschen Firma zu sein. Das bedeutet nicht, dass Sie von deutschen Ärzten behandelt werden. Andere Kliniken werben mit einem (berühmten) Professor xy, behandelt werden Sie dann aber vielleicht von einem anderen Arzt. Wenn das für Sie eine Rolle spielt, sollte in den Unterlagen festgelegt werden, wer den Eingriff vornimmt.

Viele Kliniken werben damit, dass sie deutsche Materialien verwenden. Das sagt aber gar nichts aus, denn auch in Deutschland ist preiswertes und minderwertiges Material erhältlich. Erbitten Sie von Ihrem Zahnarzt eine Herkunftsbestätigung (Konformitätserklärung), in der der Zahntechniker die verwendeten Materialien und Hersteller verzeichnet, insbesondere, wenn Sie sich Implantate setzen lassen (Implantatpass). Das kann eine Rolle spielen für eine eventuell nötige Nachbehandlung in Deutschland.

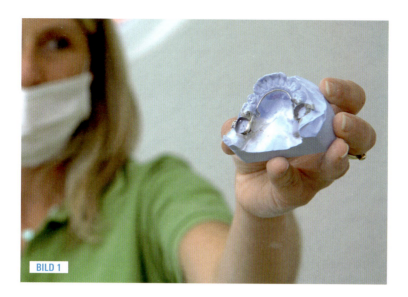
**BILD 1**

Einige Kliniken haben Partnerpraxen in Deutschland, die eine mögliche Nachbehandlung übernehmen. Erkundigen Sie sich danach. Es kann sein, dass Sie dafür in eine andere Stadt oder sogar in ein anderes Bundesland reisen müssen.

Manche Kliniken übernehmen im Garantiefall die Kosten für eine erneute Anreise sowie die Unterkunft. Andere bieten an, dass Sie bei kleineren Reparaturen einen deutschen Zahnarzt konsultieren und die Rechnung dann an die Klinik schicken können. Fragen Sie danach.

Der Tipp der Kassenzahnärztlichen Bundesvereinigung (KZBV) lautet übrigens: Mit dem Heil- und Kostenplan hierzulande eine zweite Zahnarztmeinung einholen und den eigenen Zahnarzt dann herunterhandeln.

### Sparen mit importiertem Zahnersatz

Die Labor- und Materialkosten machen bei Zahnersatz den Löwenanteil der Zahnarztrechnung (60–70 Prozent) aus. Um ihren Patienten günstigere Angebote machen zu können, weichen deutsche Zahnärzte mittlerweile nicht selten auf Importware aus. Im Jahr 2008 setzten deutsche Zahnärzte in jedem zehnten Fall importierten Zahnersatz ein, Tendenz steigend. Eine Studie von KZBV und Bundeszahnärztekammer (BZÄK) konnte bisher keine „Indizien für eine gesundheitliche Bedenklichkeit" feststellen, wirklich kontrolliert würden die verwendeten Materialien aber nicht. Die ausländischen Labors berufen sich wiederum darauf, nur deutsche Materialien zu verarbeiten.

Der Importzahnersatz stammt vorwiegend aus China, gefolgt von der Türkei und den Philippinen. Die Patienten sparen dabei im Schnitt 30 bis 35 Prozent ihres Eigenanteils. Ein Zahnarzt bestellt zuweilen Kronen in China – aber nur für die Backenzähne. „Von der Form und der Funktion her sind die Kronen einwandfrei", so seine Erfahrung. Für Frontzahnkronen greift er aber auf hiesiges Labor zurück. Denn hochwertige ästhetische Ergebnisse lassen sich nur erzielen, wenn der Zahntechniker in die Praxis kommen und sich Farbe und Beschaffenheit der natürlichen Zähne genau ansehen kann, bevor er die Krone fertigt.

Je komplexer die Versorgung und je höher die Ansprüche an die Ästhetik, desto eher sollte ein hiesiges Labor gewählt werden, rät auch die KZBV. Ihr Zahnarzt

**BILD 1**: Das Verhältnis zwischen Zahnarzt und Patient ist nicht immer frei von Konflikten. Und wer in solchen Streitfällen Recht hat, ist oft schwer zu klären.

sollte Ihnen den günstigeren Zahnersatz nur anbieten, wenn er bereits gute Erfahrungen mit dem ausländischen Anbieter gemacht hat. Er sollte wissen: Wie reagiert das Labor, wenn es Probleme oder Regressforderungen gibt?

Es gibt Behandler, die nach wie vor nur deutschen Labors vertrauen. Wenn Sie bei einer neuen Krone oder Brücke sparen wollen, Ihr Zahnarzt Kunstzähne „made in China" aber nicht verarbeiten möchte, bleibt Ihnen nichts anderes übrig, als in eine andere Praxis zu wechseln. Bedenken Sie aber: Der Preis kann niemals das alleinige Kriterium für eine gute Behandlung sein.

## PROBLEME MIT DEM ZAHNARZT

Beispiel 1: Herr G. hat Zahnschmerzen. Sein Zahnarzt stellt fest: „Der Zahn muss gezogen werden." Nachdem er den Zahn gezogen hat, kontrolliert er mit einer Röntgenaufnahme, ob noch Zahnsplitter im Kiefer stecken, findet nichts, versorgt die Wunde und entlässt den Patienten. Später schmerzt die Wunde sehr stark, und ein anderer Zahnarzt findet mittels Röntgen einen Zahnrest im Kiefer. Ein klarer Fall für Schmerzensgeld.

Beispiel 2: Eine Patientin beklagt sich, dass ihre neue Prothese nicht passt. Sie ist zutiefst davon überzeugt, dass der Zahnarzt einen Fehler gemacht hat. Die Untersuchung zeigt, dass sie zwar im Oberkiefer die neue Prothese einsetzt, im Unterkiefer verwendet sie aber weiterhin die alte. Kein Wunder, dass der Biss nicht stimmt.

Beispiel 3: Nach einer Wurzelspitzenresektion ist die Lippe einer Patientin teilweise taub. Der Arzt wird zu 5 000 Euro Schmerzensgeld verurteilt.

Drei Fälle, ein Problem: Das Verhältnis zwischen Zahnarzt und Patient ist nicht immer frei von Konflikten. Und wer in solchen Streitfällen Recht hat, ist oft schwer zu klären.

Gehen Sie davon aus, dass Ihr Zahnarzt seine Arbeit genauso gut macht, wie Sie die Ihre. Wenn Sie mit der Behandlung nicht einverstanden sind, können Sie den Zahnarzt wechseln. Aber Sie können nicht gegen den Willen des Zahnarzts eine bestimmte Behandlung fordern („Bitte ziehen Sie mir alle Zähne. Ich will endlich Ruhe haben.").

Der Zahnarzt braucht erstens unbedingt Ihre Zustimmung zur Behandlung und ist zweitens verpflichtet, sich nach der medizinischen Indikation zu richten. Ärzte müssen also das tun, was medizinisch sinnvoll und notwendig ist, müssen Sie nach dem aktuellen medizinischen Facharztstandard behandeln und alles tun, um Ihre Gesundheit wiederherzustellen und zu erhalten.

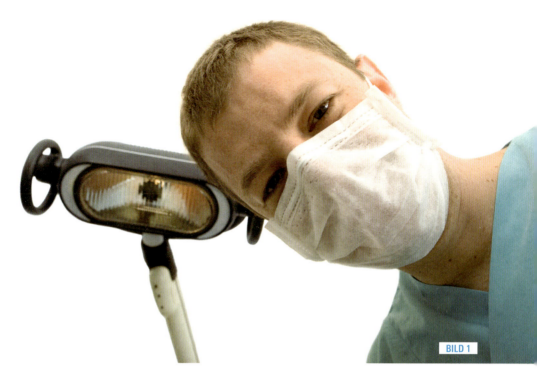

BILD 1

Eine Garantie dafür, dass die Behandlung glückt, kann Ihnen aber niemand geben. Der Körper lässt sich nicht zur Heilung zwingen. Auch korrekte Behandlungen können ohne Heilungserfolg bleiben, und Sie beziehungsweise die Kasse müssen sie trotzdem bezahlen.

###  ERSTE SCHRITTE BEI KONFLIKTEN MIT DEM ZAHNARZT

Wenn Sie ein Problem mit Ihrem Zahnarzt haben, teilen Sie ihm das auch mit. Vereinbaren Sie einen Termin, und notieren Sie sich die Punkte, über die Sie reden wollen.

Was erwarten Sie vom Zahnarzt? Sagen Sie das klar. Wollen Sie eine Entschuldigung? Wollen Sie, dass er die Behandlung auf seine Kosten übernimmt? Wollen Sie, dass er zugibt, dass er Sie falsch behandelt hat?

Nehmen Sie zu Ihrer Unterstützung ein Familienmitglied oder einen guten Freund mit.

Sie können dem Zahnarzt auch zuerst einen Brief schreiben und ihn um eine schriftliche Antwort bitten.

Eines werden Sie selten bekommen: ein offenes Schuldeingeständnis. Der Grund: Die Berufshaftpflichtversicherung des Arztes verlangt – wie bei einem Autounfall – vom Arzt, etwaige Schuld nicht zuzugeben, sondern Forderungen weiterzuleiten.

### Viele Kommunikationsprobleme

Zahlreiche Probleme sind Kommunikationsprobleme. Viele Zahnärzte wollen ihre Patienten in erster Linie behandeln, das haben sie gelernt, das können sie, und dafür gibt es ein Honorar. Das ärztliche Gespräch hingegen betrachten viele als lästige Pflicht. Zudem werden Beratungsgespräche von den Kassen sehr schlecht beziehungsweise nicht ausreichend bezahlt. Auch das Studium vermittelt vorwiegend technisch-medizinische Fähigkeiten, aber wenig Kenntnisse in Kommunikation und

**BILD 1:** Viele Patienten beklagen, dass sich der behandelnde Zahnarzt zu wenig Zeit für die Beratung nimmt. Andererseits haben Sie ganz ausdrücklich das Recht auf Aufklärung.

Psychologie. Dabei sollte jedem Zahnarzt klar sein, dass die Aufklärung der Patienten unverzichtbar zur Behandlung gehört. Wenn Sie als Patient etwas nicht verstehen, fragen Sie, und wenn Sie unzufrieden sind, sprechen Sie das Problem an. Der Zahnarzt muss unbedingt davon erfahren.

### SACHLICH BLEIBEN

Auch wenn die Behandlung sehr teuer war oder der Zahnersatz nach dem dritten Anpassungsversuch noch immer schmerzt: Bleiben Sie sachlich. Schmerz verleitet den einen zur Aggressivität und den anderen zur Flucht. Beides bringt Sie nicht weiter. Auch wenn Sie Rachegefühle verspüren: Unterlassen Sie böse Anschuldigungen, das hat noch keinen Konflikt gelöst. Ein Gutachter, der häufig mit solchen Streitfällen konfrontiert ist, meinte: „Ein Zahnarzt, der eine Arbeit ein zweites Mal macht, ist noch lange kein schlechter Zahnarzt."

## Aufklärungspflicht

Viele Patienten beklagen, dass sich der behandelnde Zahnarzt zu wenig Zeit für die Beratung nimmt. Andererseits haben Sie ganz ausdrücklich das Recht auf Aufklärung.

Der Arzt ist verpflichtet, Sie aufzuklären über:

- die Diagnose,
- Therapie und mögliche Alternativen,
- Kosten der Behandlung und Ihren Eigenanteil,
- Risiken der Therapie,
- Risiken, wenn die Behandlung unterbleibt,
- Art und Umfang der notwendigen Nachsorge,
- Verhaltensregeln, die Sie nach dem Eingriff beachten sollten.

Kommt es vor Gericht zu einem Streit über den Umfang der erfolgten Aufklärung, muss der Zahnarzt beweisen, dass er Sie hinreichend informiert hat. Die meisten Zahnärzte, die einen Prozess gegen einen Patienten verloren haben, wurden nicht aufgrund von Behandlungsfehlern, sondern wegen mangelnder Aufklärung verurteilt.

Grundsätzlich muss der behandelnde Arzt Sie selbst aufklären und niemand sonst. Und er muss es so tun, dass Sie den Sachverhalt verstehen und entsprechend entscheiden können, also: keine Monologe, keine wissenschaftlichen Fachvorträge.

Auch Informationsblätter können das Aufklärungsgespräch nur ergänzen, nie aber ersetzen. Selbst wenn Sie unterschreiben, dass Sie aufgeklärt wurden: Ein Gericht kann diese Unterschrift bei der Beweiswürdigung als unwichtig einstufen, wenn es zu der Ansicht kommt, dass der Arzt Sie nicht korrekt informiert hat.

### Faustregeln zur Aufklärung

Je weniger dringlich eine Behandlung ist (das gilt besonders bei allen kosmetischen Eingriffen – Bleichen, Veneers) und je

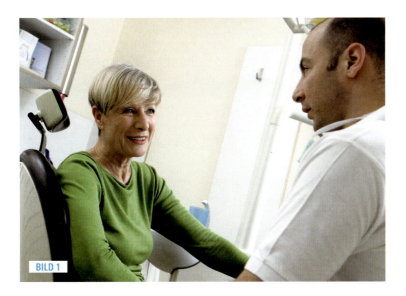
BILD 1

schwerwiegender die möglichen Folgen sind, desto strenger ist die Aufklärungspflicht.

Auf jeden Fall muss der Arzt auf die möglichen Risiken der geplanten Behandlung hinweisen, auch wenn diese nicht häufig auftreten. Ein typisches Risiko beim Entfernen eines Weisheitszahns im Unterkiefer ist etwa die Beschädigung jenes Nervs, der für die Zähne und die Lippe zuständig ist (Folge: Taubheitsgefühl).

Der Arzt muss den Zeitpunkt für die Aufklärung so wählen, dass Sie nicht in eine Zwangslage geraten. Sie müssen bei erheblichen Eingriffen (und Kosten!) die Gelegenheit haben, sich mit Angehörigen beziehungsweise Ihrer Krankenkasse zu beraten oder einen anderen Arzt zu konsultieren. Ihnen mitten in der Behandlung (Sie haben Schmerzen, der Sauger hängt im Mundwinkel und der Arzt sagt: „Oh, mein Gott – das sieht ja schlimm aus!") die Zustimmung zum Ziehen mehrerer Zähne und zur Eingliederung eines teuren Zahnersatzes abzunötigen, ist nicht rechtens. Wozu gäbe es sonst die Pflicht, vor der Behandlung eine umfassende Diagnose durchzuführen? Der Zahnarzt muss Sie aber nicht lang und breit fragen, ob er die unvorhergesehen ausgedehnte Karies unter einer defekten Füllung entfernen darf, wenn die sowieso erneuert werden muss. Die Relation zwischen Beratung und Behandlung muss „angemessen" sein.

### Worum gestritten wird

Eher selten ist in Deutschland der bloße Streit um Behandlungskosten, solange die im Rahmen der Regelversorgung anfallen. Die übernimmt (zu einem großen Teil) die gesetzliche Krankenversicherung. Wenn um Kosten gerungen wird, dann handelt es sich meist um größere Beträge, die die Patienten privat zahlen müssen, etwa für rein kosmetische Behandlungen oder Zuzahlungen zu aufwendigerem Zahnersatz, als die gesetzlichen Kassen vorsehen. Ebenso kann es Streit um die Kosten einer Zweitbehandlung nach einem Pfusch beim ersten Behandler geben. Fielen durch einen Zahnarztfehler zusätzliche Fahrtkosten an, kam es zu einem Verdienstausfall oder entging dem erkrankten Patienten ein geschäftlicher Gewinn, so sind auch diese Forderungen vom Zahnarzt zu ersetzen. In der Regel wird jedoch um Schmerzensgeld für nicht bezifferbare Gesundheitsschäden gestritten.

**BILD 1:** Mit dem Platznehmen auf einem Zahnarztstuhl schließt der Patient mit dem Arzt einen Behandlungsvertrag ab.
**BILD 2:** Hinsichtlich der technischen Fertigung der Zahnprothese gilt das Gewährleistungsrecht des Werkvertrags mit der Folge der Mängelhaftung.

### Schadenersatz und Schmerzensgeld

Auch wenn es noch so weh tut: Geld gibt es nicht für jeden Schmerz. Voraussetzung für die Zahlung von Schadenersatz ist, dass der Zahnarzt schuldhaft einen Fehler begangen hat. Relevant sind – wie eben beschrieben – zum einen Aufklärungsmängel, vor allem zur rein medizinischen Beratung. Dem Oberlandesgericht (OLG) Düsseldorf zufolge muss der Arzt auch darüber aufklären, welche Kosten die Behandlung verursacht und vor allem, welcher Eigenanteil auf den Patienten zukommt (Az. 8 U 181/98).

Daneben kann sich eine Haftung des Zahnarzts auch aus einem Behandlungsfehler ergeben. Blieben Wissen und Arbeit des Zahnarzts hinter dem medizinischen Erkenntnisstand zum Zeitpunkt der Behandlung zurück, haftet der Arzt für entstandene Schäden – sofern ihm bezüglich seines Fehlers zumindest Fahrlässigkeit nachgewiesen werden kann.

### Keine Unsummen erwarten

Wie viel Schmerzensgeld es gibt, hängt in Deutschland sehr vom Einzelfall ab. Häufig kommt es vor, dass Patienten vor Gericht meist weniger bekommen, als sie erwartet hatten. Oft werden den Klägern nur drei- bis vierstellige Beträge zugesprochen, nur bei sehr starken Beschwerden gibt es auch mal mehr.

Immerhin umgerechnet 5113 Euro (10000 D-Mark) sprach das OLG Stuttgart 1996 einem Patienten zu. Er war vom Kieferorthopäden jahrelang falsch behandelt worden, sodass der Zustand seines Gebisses durch eine Parodontitis am Ende schlechter war als vor der Behandlung (Az. 14 U 58/96).

Ein mit umgerechnet rund 25 565 Euro (50000 D-Mark) ungewöhnlich hohes Schmerzensgeld gab das OLG Koblenz einem anderen Geschädigten, dem bei einer Wurzelbehandlung ein Nerv durchtrennt wurde. Er erlitt dadurch nicht nur eine halbseitige Gesichtslähmung. Hinzu kamen lange Therapien, die die Beschwerden nicht endgültig kurieren konnten (Az. 1 U 1295/98).

Sehr viele Schmerzensgeldbeispiele nennt das „ADAC Handbuch Schmerzensgeld-Beträge" (siehe Service, Literatur Seite 152).

### Vertragliche Haftung des Zahnarzts

In dem Moment, wo der Patient auf einem Zahnarztstuhl Platz nimmt, schließt er mit dem Arzt einen Behandlungsvertrag ab. Damit hat der Zahnarzt für vertragsgemäße Arbeit Anspruch auf sein Honorar. Bei Mängeln ist er jedoch verpflichtet, die Behandlung so lange auf seine Kosten fortzusetzen, bis ein ordentliches Ergebnis erzielt wird.

Wenn der Zahnarzt die Nachbesserung ablehnt oder der Zahnersatz objektiv unbrauchbar ist und nicht nachgebessert werden kann, kann der Patient den Behandlungsvertrag gemäß § 628 BGB wegen Vertrauensverlusts fristlos kündigen und die Bezahlung verweigern oder gezahlte Vorschüsse zurückfordern.

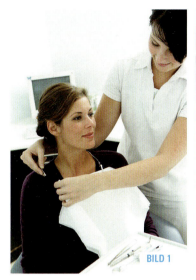
BILD 1
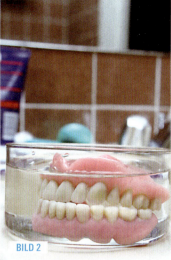
BILD 2

So gab das Oberlandesgericht Zweibrücken einer Patientin Recht, die ihrem Zahnarzt nach einer schlecht angepassten Zahnbrücke keine zweite Chance gab, sondern die Zahlung verweigerte und zu einem anderen Behandler ging (Az.5 U 20/01). Wegen der Besonderheiten des Kassenrechts sollten gesetzlich Versicherte vor dem Arztwechsel allerdings ihre Krankenkasse konsultieren.

### Sonderfall Prothese

Dies bedeutet, dass der Zahnarzt grundsätzlich keinen (Heil-)Erfolg seiner Behandlung schuldet. Vielmehr muss er entsprechend dem Stand der zahnmedizinischen Erkenntnisse die entsprechende Sorgfalt bei der Behandlung anwenden. Dies gilt auch für die Versorgung mit einer Zahnprothese.

Nur hinsichtlich der technischen Fertigung der Zahnprothese gilt das Gewährleistungsrecht des Werkvertrags mit der Folge der Mängelhaftung. Rechtlich werden solche Arbeiten wie die von Handwerkern behandelt. Es finden die für Werkverträge geltenden Gewährleistungsregeln des § 634 BGB Anwendung. Demnach haftet der Zahnarzt dem Patienten gegenüber für technische Mängel verschuldensunabhängig nach § 633 Absatz 2 und § 634 BGB. Daneben haftet er auch für Mangelfolgeschäden.

Bei Mängeln an der Prothese kann der Patient nach § 634 BGB:
- Nacherfüllung innerhalb einer gesetzten Frist verlangen (ob durch Ausbessern oder Neuanfertigung, darf der Arzt entscheiden),
- wenn der Arzt auch nach Fristsetzung nicht handelt, den Mangel auf dessen Kosten anderweitig beseitigen lassen,
- vom Vertrag zurücktreten oder
- das vereinbarte Honorar je nach Umfang der Mängel kürzen („mindern").

Soweit durch die mangelhafte Anfertigung weitere Schäden entstanden sind, darf auch dafür Schadenersatz verlangt werden. Zwei Jahre lang gelten die Gewährleistungsrechte, wenn die „Dritten" bereits bei der Übergabe Qualitätsmängel hatten. Später entstehende Schäden wie nach dem Biss auf einen Stein im Brot kann höchstens eine freiwillig gewährte Haltbarkeitsgarantie abdecken. Das Ob und Wie klärt eine Anfrage beim Zahnarzt.

**BILD 1:** Bei Streit um Schadenersatz oder Schmerzensgeld stützt sich das Gericht zusätzlich auf mündliche Zeugenaussagen, etwa der Zahnarzthelferin.

## Wer was beweisen muss

Bei Streit um Schadenersatz oder Schmerzensgeld muss der Patient beweisen,

- dass der Arzt einen Fehler begangen hat,
- bei Schadenersatzansprüchen ein diesbezügliches Verschulden (Vorsatz oder Fahrlässigkeit) besteht,
- welchen Schaden er erlitten hat und
- dass der Schaden durch die Fehlbehandlung des Zahnarzts verursacht wurde.

Zur Klärung dieser Punkte wird das Gericht meist ein Sachverständigengutachten bestellen. Vom Patienten vorab für viel Geld bestellte Privatgutachten akzeptieren die Gerichte nur in Ausnahmefällen.

Ob der Arzt den Patienten ausreichend aufgeklärt hat, überprüft das Gericht vor allem anhand der Behandlungsdokumentation als „schriftliches Zeugnis" (fachlich: Urkundsbeweis).

Zusätzlich stützt es sich auf mündliche Zeugenaussagen, etwa der Zahnarzthelferin. Leichter wird es für den Patienten, wenn sich schon bei der Sichtung der Be-

---

**INFO**  **Wann nach prothetischen Leistungen Verjährung droht**

Abgesehen von der zwei Jahre nach dem Arztbesuch verfallenden Gewährleistung verjähren die übrigen beschriebenen Ansprüche innerhalb von drei Jahren. Hat der Patient den folgenreichen Fehler sofort bemerkt, so beginnt die dreijährige Verjährungsfrist gemäß § 199 Abs. 1 BGB mit Ende des Jahres der Behandlung.

Aber: War dem Patienten der Fehler zunächst gar nicht bewusst, etwa weil sich eine dadurch bedingte Erkrankung erst über Jahre entwickelte, startet die Dreijahresfrist erst mit Ablauf desjenigen Kalenderjahrs, in dem ihm der Pfusch bewusst wurde oder dieser ihm – ohne grobe Fahrlässigkeit – hätte auffallen müssen.

Ersatz für Gesundheitsverletzungen kann laut Gesetz theoretisch bis zu 30 Jahre nach der Fehlbehandlung des Zahnarzts verlangt werden. (So die Regelung seit dem 1. Januar 2002. Informationen zur Gesetzeslage bei Altfällen bekommen Geschädigte bei einem Anwalt oder der Verbraucherzentrale.)

Gestoppt wird die Verjährung, solange über die Ansprüche noch verhandelt wird. Gemäß § 203 BGB setzt die Verjährung so lange aus, bis der Arzt die vom Patienten gestellten Forderungen abschließend zurückweist. Ebenso „gehemmt" wird die Verjährung gemäß § 204 Abs. 1 Nr. 4 BGB während der Einschaltung einer Schlichtungsstelle (siehe Seite 142).

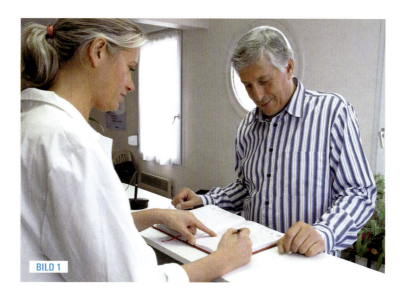

BILD 1

handlungsunterlagen ein grober Behandlungsfehler oder eine lückenhafte Dokumentation ergibt. Dann liegt die Beweislast beim Mediziner, und dieser muss nachweisen, dass er keinen Fehler gemacht oder sein Fehler zumindest nicht den Schaden verursacht hat.

**Selbstständiges Beweisverfahren**
Es gibt einen Weg, um eine eventuell fehlerhafte Versorgung noch ohne Gerichtsprozess prüfen zu lassen und rasch (Schmerzen!) für Abhilfe zu sorgen: Das selbstständige Beweisverfahren ist ein von einem Gerichtsprozess unabhängiges Verfahren zur Beweissicherung und Beweiserhebung. Ziel ist die schnelle und korrekte Sicherung der Beweise – am Ende könnten diese sonst vernichtet sein, wenn sich der Patient weiter behandeln lässt, um das Problem (die Schmerzen) beseitigen zu lassen.

Das Beweisverfahren kann aber auch mit dem Ziel angeregt werden, den Streit über das Vorliegen eines Behandlungsfehlers einvernehmlich und vom Gericht gesteuert unter Verzicht auf ein Hauptsacheverfahren zu klären. Auf Basis des Gutachtens können die Streitparteien dann eine gütliche Einigung ohne Klageverfahren erreichen.

Das Beweisverfahren kann beantragt werden, bevor und auch ohne dass eine Klage eingereicht wird. Wenn ein Anwalt oder der Geschädigte selbst sich dahinterklemmt, kann das Gericht über den Antrag relativ zügig (eine Woche) entscheiden. In der Praxis muss aber auch hier nahezu immer ein Gutachten eingeholt werden, und das kann dann ebenfalls mehrere Monate dauern. Die Feststellungen des Sachverständigen sind in einem späteren Klageverfahren für die Parteien dann verbindlich.

Geschädigte können sich an die Rechtsantragsstelle des Gerichts wenden. Diese hilft bei der richtigen Antragstellung. Oder Sie sollten einen Anwalt einschalten. Das Gericht schätzt und bestimmt die Kosten für das Gutachten. Diese sowie weitere Verfahrens- beziehungsweise Anwaltskosten muss der Antragsteller – also der geschädigte Patient – zunächst vorschießen.

Entschieden wird dann erst im Gerichtsverfahren oder bei der gütlichen Einigung, wer die Kosten letztlich zu tragen hat.

**BILD 1:** Geschädigte können sich an die Rechtsantragsstelle des Gerichts wenden. Diese hilft bei der richtigen Antragstellung. Oder Sie beauftragen gleich einen Anwalt.

Ein Vorteil des Beweisverfahrens ist zudem, dass mit dem Eingang des Antrags bei Gericht die Verjährung von Ansprüchen (Gewährleistungsansprüchen) gehemmt ist. Die Hemmung der Verjährung endet erst sechs Monate nach dem Ende des Beweisverfahrens.

## Der Weg zum Recht

Bei Streitsummen über 5000 Euro muss ein Anwalt eingeschaltet werden, denn dann entscheidet das Landgericht, wo man zwingend durch einen Anwalt vertreten sein muss.

Ein Streit über niedrigere Beträge geht hingegen vor das Amtsgericht, wo an sich kein Anwaltszwang besteht. Trotzdem sollte man sich auch hier besser von einem Anwalt vertreten lassen, dessen Tätigkeitsschwerpunkt am besten das Arzthaftungsrecht ist. Der Experte setzt sich mit der Haftpflichtversicherung des Arztes in Verbindung. Ob der Gang vor Gericht Erfolg verspricht oder besser eine außergerichtliche Einigung angeraten wäre, kann der Profi am besten einschätzen. Man sollte aber wissen, dass eine außergerichtliche Einigung in Arzthaftpflichtsachen eher selten vorkommt.

### Was Klagen kostet

Da jeder Fall individuell unterschiedlich zu betrachten ist, beschreiben wir die Prozesskosten an einem Beispiel: Weil der Zahnarzt beim Ziehen ihres Weisheitszahns gepfuscht hat, konnte die Selbstständige Eva Müller drei Wochen lang nicht arbeiten. Für ihren Verdienstausfall will sie die Summe von 1900 Euro Schadenersatz einklagen.

Die Kosten von Gericht und Anwalt richten sich nach dem Rechtsanwaltsvergütungsgesetz, das der Geldsumme, um die gestritten wird (Streitwert), jeweils Gebühren für Anwalt und Gericht zuordnet. Je höher der Streitwert, umso höher die Gebühren.

Für Eva Müllers Schaden beträgt eine Anwaltsgebühr 133 Euro und eine Gerichtsgebühr 73 Euro. Die „Grundwährung" Gebühr wird aber je nach Aufwand noch vervielfacht: So verlangt das Gericht als Vorschuss drei Gebühren, von Uschi Müller also 219 Euro.

Der Anwalt erhält für die rechtliche Beratung und die Vorbereitung des Prozesses 1,3 Gebühren, also 172,90 Euro, und weitere 1,2 Gebühren für die Rechtsvertretung vor Gericht, also 159,60 Euro. Dazu kommen pauschal 20 Euro für Auslagen. Das macht für den Anwalt summa summarum 352,50 Euro zuzüglich Umsatzsteuer von 66,98 Euro, zusammen also 419,48 Euro.

Wer den Prozess verliert, muss auch den gegnerischen Anwalt bezahlen. Somit beträgt Eva Müllers Kostenrisiko insgesamt 1057,96 Euro für Gerichts- und Anwaltskosten zuzüglich die Kosten für einen Sachverständigen.

Wird um kleinere Beträge gestritten, können die Verfahrenskosten schnell den Streitwert übersteigen. Ein hohes Risiko, wenn man bedenkt, dass es keinen hun-

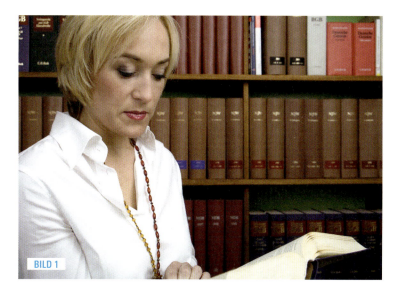
BILD 1

dertprozentig sicheren Prozess gibt. Und auch der Abschluss eines Vergleichs zwischen Kläger und Beklagtem muss nicht billig sein. Hierbei wird die Kostenverteilung mit Blick auf die Chancen der Klage frei verhandelt.

### Wer soll das bezahlen?
Sorglos zum Anwalt gehen können Geschädigte mit einer Rechtsschutzversicherung. Eine vorab an die Versicherung gerichtete Deckungsanfrage klärt, ob die Police den Fall abdeckt. Dann zahlt die Versicherung den Anwalt und alle eventuell anfallenden Gerichtskosten, bei einer Niederlage auch den gegnerischen Anwalt.

Geschädigte ohne Rechtsschutzversicherung können versuchen, einen Prozessfinanzierer zu finden, der das Kostenrisiko übernimmt. Anders als die Versicherer verlangen Prozessfinanzierer aber bei einem Sieg vor Gericht einen Anteil am Gewinn, häufig 30 Prozent. Zudem können sich Geschädigte mit vergleichsweise kleinen Forderungen die Anfrage sparen, denn die Prozessfinanzierer beteiligen sich nur am Streit um große Summen ab etwa 50 000 Euro, was bei Auseinandersetzungen um Zahnbehandlungen nur sehr selten vorkommen dürfte.

### Lösungen ohne Richter
Wer das Prozesskostenrisiko weder selbst tragen will noch es auf Dritte abwälzen kann, sollte die außergerichtliche Einigung suchen. Die Zahnärzte haben für Fragen zur Behandlung, für Beschwerden nach der Behandlung wie auch Abrechnungsärger ein dreistufiges System eingerichtet. Erste Anlaufstelle sind kostenlose Patientenberatungsstellen, die gerade bei kleineren Problemen schnelle Lösungen herbeiführen sollen.

Klappt dieser erste Versuch nicht, greift für gesetzlich Krankenversicherte das vertragszahnärztliche Gutachterverfahren ein, in dem ein Mängelgutachten erstellt wird. Im Rahmen dieses Verfahrens prüfen von der Kasse und der Kassenzahnärztlichen Vereinigung gemeinsam bestellte Gutachter die zahnärztliche Behandlung und geben dann Empfehlungen zur Klärung der vom Patienten vorgebrachten Beschwerden.

Für Privatpatienten und alle sonstigen vom Gutachterverfahren nicht erfassten Fälle sind die bei den Landes- beziehungs-

**BILD 1:** Kostenlose Beratung bieten ihren Mitgliedern auch die meisten Krankenkassen.

weise Bezirkszahnärztekammern eingerichteten Schlichtungsstellen zuständig, die den Vorgang prüfen und dann eine Empfehlung zur Streitbeilegung abgeben. Der Haken daran: Die Schlichtung beruht auf Freiwilligkeit, die Parteien sind daran nicht gebunden.

Die oft mehr als ein Jahr dauernde Schlichtung ist grundsätzlich kostenlos. Für das Einholen eines Gutachtens müssen die Antragsteller jedoch einen Vor-

schuss von zirka 100 Euro entrichten. Adressen und Öffnungszeiten der Beratungsstellen können Sie gebührenfrei unter der Durchwahl 0800-8 23 32 83 erfragen.

Im Internet erhalten Sie die gewünschten Informationen unter www.bzaek.de („Patienten/Patientenberatungsstellen").

Macht der in Anspruch genommene Zahnarzt bei der Schlichtung nicht mit, muss man doch vor Gericht ziehen.

---

**TIPP**  Beweise sichern, Recht durchsetzen

■ Heben Sie alle zahnärztlichen Unterlagen auf (Heil- und Behandlungspläne, Rechnungen).

■ Fertigen Sie zügig nach der Behandlung ein Gedächtnisprotokoll an, notieren Sie sich mögliche Zeugen.

■ Verlangen Sie Einsicht in Ihre Krankenakte, möglichst ohne Hinweis auf Ihren Verdacht, dass ein Behandlungsfehler vorliegt. Fertigen Sie Kopien an, oder lassen Sie diese beim Arzt machen (Kosten pro Seite max. 50 Cent). Hintergrund: Sie haben keinen rechtlichen Anspruch auf eine Aushändigung der Unterlagen, nur auf Einsicht.

**Mit Rechtsschutzversicherung**
■ Suchen Sie einen Fachanwalt für Medizinrecht oder einen Anwalt mit Tätigkeitsschwerpunkt „Arzthaftung" auf.

**Ohne Rechtsschutzversicherung**
■ Nutzen Sie zunächst die Beratungsmöglichkeiten der Krankenkassen.

■ Kontaktieren Sie eine der Patientenschutzorganisationen.

■ Lassen Sie sich bei der Patientenberatungsstelle der Zahnärztekammer beraten. Bei größeren Problemen sollten Sie bereits vorher einen Anwalt hinzuziehen oder Auskünfte bei einem Patientenschutzverein einholen.

■ Fragen Sie bei Prozessfinanzierern nach. Eine Marktübersicht auf dem Stand Juli 2008 finden Sie bei uns unter: www.test.de, dann den Suchbegriff „Prozessfinanzierer" eingeben.

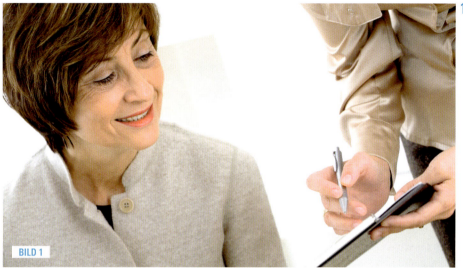

BILD 1

### Weitere Anlaufstellen

Wer den Angeboten der Zahnärzteschaft misstraut, sollte Kontakt mit einer der folgenden Einrichtungen aufnehmen:

- Patientenschutzvereine geben nützliche Tipps für das weitere Vorgehen, teilweise aber nur für Mitglieder.
- Viele Kontaktadressen gibt es im Internet unter www.wernerschell.de/Patientenschutz/Adressen/adressen.php .
- Telefonisch berät dazu die Bundesarbeitsgemeinschaft der PatientInnenstellen unter 089-7 67 5 51 31 (Montag bis Donnerstag von 13 bis 14 Uhr).
- Die Arbeitsgemeinschaft Zahngesundheit finden Sie unter: www.agz-rnk.de .
- Kostenlose Beratung bieten ihren Mitgliedern auch die meisten Krankenkassen.
- Ebenso hilfreich kann der Gang zu einer Verbraucherzentrale mit speziellen Patientenberatungsangeboten sein (Vorher telefonisch abfragen! Adressen der Verbraucherzentralen unter www.verbraucherzentrale.com).

# GLOSSAR

Hier finden Sie Erklärungen für die wichtigsten Fachbegriffe, die die Zahnärzte benutzen und die in diesem Ratgeber verwendet werden.

**Abrasion:** unnatürliche Abnutzung des Zahns, zum Beispiel durch falsches Putzen

**Abszess:** Eiterherd

**Adhäsion:** Haftwirkung, durch die eine Prothese auf der Mundschleimhaut hält

**Adhäsivtechnik:** Klebetechnik zum Befestigen von beispielsweise Füllungen

**Air-Flow:** Pulver-Wasserstrahlsystem zur Zahnreinigung

**Alio loco:** andernorts, meint: bei einem anderen Arzt

**Alveole:** Zahnfach im Kieferknochen

**Amalgam:** Legierung aus Quecksilber, Silber, Zinn und Kupfer

**Analgetika:** Schmerzmittel

**Anamnese:** Krankheitsgeschichte

**Anästhesie:** Betäubung

**Antagonist:** Aufbisszahn im Gegenkiefer

**Antibiotika:** Mittel gegen bakteriell verursachte Infektionskrankheiten

**Apatit:** kalziumphosphathaltiges Mineral. Zahnschmelz besteht weitgehend aus Hydroxylapatit.

**Apex:** Wurzelspitze

**Aphte:** schmerzhafte Zahnfleisch- und Mundschleimhautkrankheit

**Apikal:** zur Wurzelspitze hin

**Aplasie:** Ein Zahn ist nicht angelegt.

**Approximal:** zum Nachbarzahn hin

**Approximalraum:** Raum zwischen zwei Nachbarzähnen

**Atrophie:** Abbau (Schwund) des Kieferknochens

**Augmentation:** Knochenaufbau durch körpereigenes oder künstlich hergestelltes Knochenersatzmaterial, zum Beispiel zur Erhöhung des Kieferknochens vor dem Setzen von Implantaten

**BEL:** Bundeseinheitliches Verzeichnis abrechnungsfähiger zahntechnischer Leistungen für Kassenpatienten

**BEMA:** Bewertungsmaßstab zahnärztlicher Leistungen, Honorartabelle für die kassenzahnärztliche Abrechnung

**Biokompatibel:** für den Körper gut verträglich

**Bleaching:** Bleichen der Zähne

**Bracket:** Ein Riegel aus Metall, Keramik oder Kunststoff, der auf den Zahn geklebt wird. In das Bracket wird ein Drahtbogen eingespannt, der Kraft auf den Zahn ausübt und ihn so bewegt. Kieferorthopädische Behandlungsform.

**Brücke:** Gestell aus Metall und/oder Keramik, das auf natürlichen Zähnen verankert wird. Die Zwischenglieder ersetzen fehlende Zähne.

**Bruxismus:** krankhaftes Zähneknirschen, Kauen oder Pressen. Überlastet Zähne und Kiefergelenke

**Bukkal:** zur Wange hin

**Caninus:** Eckzahn
**Carisolv:** Gel zum Aufweichen von Karies

**Demastikation:** das Kauen
**Demineralisation:** Aus dem Zahnschmelz wird Kalzium gelöst.
**Dental:** zum Zahn gehörig
**Dentalhygienikerin:** zahnmedizinische Fachkraft, die eine Spezialausbildung für Parodontalbehandlungen und Prophylaxe absolviert hat
**Dentin:** Zahnbein, Hauptmasse des Zahnes, härter als Knochen, weicher als Zahnschmelz
**Dentinkleber:** Kunststoff, mit dem zum Beispiel eine Kompositfüllung am Zahn befestigt wird
**Dentition:** Zahngeneration; 1. Dentition = Milchzähne, 2. Dentition = bleibende Zähne
**Devital:** abgestorben, tot
**Diastema:** isolierte Lücke zwischen den mittleren oberen (oder selten: unteren) Schneidezähnen
**Digitales Röntgen:** Das Röntgenbild wird auf eine Folie oder einen Sensor gebracht, die vom Computer eingelesen wird und dann auf dem Monitor zu sehen ist.
**Distal:** zum hinteren Ende des Zahnbogens hin
**Dysplasie:** Fehlbildung eines Gewebes oder Organs

**Elektrotom:** elektrisches Messer zum Entfernen von Zahnfleisch
**Endodontologe:** Zahnarzt, der sich auf Wurzelbehandlungen spezialisiert hat

**Ennosal:** im Knochen
**Extraktion:** Zähne ziehen

**Fissuren:** natürliche Zahnrillen und Grübchen auf den Backenzähnen
**Fluor:** Mineralstoff. Umgangssprachlich benutzt für das ungiftige Fluorsalz Fluorid, das hilft, den Zahnschmelz zu härten. Eingesetzt werden unter anderen die Verbindungen Aminfluorid und Natriumfluorid.
**Fluorgel:** fluoridhaltiges Gel zum Auftragen auf die Zähne
**Fluorlack:** fluoridhaltiger Lack zum Bepinseln der Zähne

**Fluorose:** fleckige Verfärbung von Zähnen aufgrund zu hoher Fluoridaufnahme
**Fraktur:** Knochenbruch, Zahnbruch

**Geschiebe:** Konstruktion zum Befestigen von Teilprothesen
**Gingiva:** Zahnfleisch
**Gingiva-Hyperplasie:** wucherndes Zahnfleisch, kann durch mangelnde Mundhygiene oder bestimmte Medikamente entstehen
**Gingiva-Rezession:** Zurückweichen des Zahnfleisches
**Gingivitis:** Zahnfleischentzündung
**GOZ/GOÄ:** Gebührenordnung für Zahnärzte bzw. Ärzte, Honorartabelle für die privatärztliche Abrechnung
**Guttapercha:** Wurzelfüllstoff aus Kautschuk

**Habit:** Unart, schädliche Gewohnheit

**Iatrogen:** durch den Arzt verursacht

**Implantat:** Künstlicher Ersatz für eine Zahnwurzel. Die in den Kieferknochen eingesetzte Schraube besteht aus Metall oder Keramik

**Implantologe:** Zahnarzt, der Implantate setzt

**Initialläsion:** beginnende Karies, auf dem Zahnschmelz als weißer Fleck zu erkennen („white spot")

**Inlay:** Werkstück aus Gold oder Keramik, das als Zahnfüllung dient

**Interdental:** zwischen den Zähnen

**Interdentalbürsten:** Spezielle Bürstchen für die Zahnzwischenräume

**Intraoral:** innerhalb der Mundhöhle

**Inzisal:** zur Schneidekante hin

**Inzision:** Einschnitt, chirurgischer Einschnitt

**Inzisivi:** Schneidezähne

**Kapillare:** kleinste Blutgefäße

**Karies:** Zahnfäule, wird durch Bakterien ausgelöst

**Kavität:** Loch im Zahn

**Keramik:** anorganischer metallfreier Werkstoff, der bei hohen Temperaturen gehärtet wird und in vielen Eigenschaften der Zahnhartsubstanz (Zahnschmelz, Dentin, Zahnzement) ähnelt

**Kieferchirurg:** Facharzt für Mund-, Kiefer- und Gesichtschirurgie, behandelt alle Krankheiten, Fehlbildungen und Verletzungen in dem Bereich (Voraussetzung ist ein Doppelstudium der Medizin und Zahnmedizin)

**Kieferfunktionsstörung:** Störungen der Kaumuskulatur und des Kiefergelenks

**Kieferorthopädie:** Lehre von der Korrektur von Zahn- und Kieferfehlstellungen. Der Kieferorthopäde hat nach dem Studium der Zahnmedizin eine dreijährige Ausbildung zum Fachzahnarzt absolviert.

**Knirscherschiene:** Aufbissschiene, die die Zähne vor den schädlichen Folgen des Zähneknirschens schützt

**Kofferdam:** Spanngummi, das bei bestimmten Arbeiten um einen Zahn gelegt wird, um ihn vor Feuchtigkeit zu schützen

**Kompomer:** zahnfarbener Füllstoff aus Zement und Kunststoff

**Komposit:** zahnfarbener Füllstoff aus Kunststoff und anorganischen Füllstoffen

**Konkremente:** harte Zahnbeläge auf der Zahnwurzel

**Konservieren:** Zahnsubstanz erhalten

**Kontraindikation:** Umstand, der eine bestimmte Behandlung verbietet (Gegenanzeige)

**Krone:** künstliche Zahnkrone aus Metall und/oder Keramik

**Kürettage:** Auskratzen einer Zahnfleischtasche

**Labial:** zur Lippe hin

**Laser:** konzentriertes (kohärentes) Lichtbündel

**Legierung:** Mischmaterial aus mehreren Metallen

**Lingual:** zur Zunge hin

**Lokal:** örtlich

**Lokalanästhesie:** örtliche Betäubung

**Lückenhalter:** herausnehmbare oder feste Apparaturen, die eine Lücke offen halten sollen, die meist durch vorzeitigen Milchzahnverlust entstanden ist

**Mesial:** zur Mitte des Zahnbogens bzw. nach vorne hin

**Mikroinvasives Arbeiten:** kleinstmögliche zahnschonende Beseitigung eines Kariesschadens

**Mikroorganismen:** Bakterien, Viren, Pilze

**Molar:** Mahlzahn, großer Backenzahn

**Mukosa:** Schleimhaut

**Odontologie:** Zahnheilkunde

**Offener Biss:** obere und untere Schneidezähne oder obere und untere Seitenzähne haben keinen Kontakt.

**Okklusal:** auf der Kaufläche

**Okklusion:** Biss, Kontakt zwischen Ober- und Unterkieferzähnen

**Onlay:** großes Inlay, das bei einem Backenzahn einen oder mehrere Kauhöcker umfasst

**Oral:** zum Mund gehörig

**Oralchirurg:** Fachzahnarzt, der eine dreijährige Zusatzausbildung in zahnärztlicher Chirurgie und der Behandlung von Kieferverletzungen absolviert hat

**Orthodontie:** Zahnregulierung mit Hilfe festsitzender oder loser Spangen

**Ossifikation:** Bildung von Knochengewebe

**Osteopathie:** Knochenkrankheit

**Palatinal:** zum Gaumen hin

**Papillen:** zipfelartige Verlängerungen des Zahnfleischsaums zwischen Nachbarzähnen

**Parafunktion:** ungesunde Angewohnheiten wie Zähneknirschen, Lippenbeißen oder Nägelkauen

**Parodont:** Zahnbett oder Zahnhalteapparat, Verankerung des Zahnes im Kieferknochen. Der Begriff umfasst das Zahnfleisch, den Zahnwurzelzement, die Knochenrinde des Zahnfachs im Kiefer und den Bandapparat, der die Wurzel im Zahnfach hält.

**Parodontalbehandlung:** Zahnfleischbehandlung, bei der Zahnfleischtaschen und Zahnwurzel gereinigt werden

**Parodontalligament:** faseriger Bandapparat um die Zahnwurzel herum, der den Zahn im knöchernen Kieferfach hält und von Blutgefäßen und Nerven durchzogen ist

**Parodontitis:** Entzündung des Zahnhalteapparats, die zu Zahnlockerung und -ausfall führen kann

**Parodontologe:** Zahnarzt, der eine universitäre Zusatzausbildung in der Behandlung von Zahnbetterkrankungen (Parodontitis) absolviert hat

**Parodontose:** alter Name für Parodontitis

**Periimplantitis:** Entzündung des Knochenbetts um ein Implantat herum

**Plaque:** weicher, heller, bakterienhaltiger Zahnbelag. Beim Kohlenhydratabbau in der Plaque entstehen Säuren, die den Zahnschmelz angreifen.

**Plombe:** umgangssprachlich für Zahnfüllung aus Amalgam

**Polierpaste:** Paste zum Reinigen und Polieren des Zahnschmelzes

**Prämolar:** „Vormahlzahn", kleiner Backenzahn

**Präparation:** Bearbeiten und Ausformen des Zahnes vor dem Legen einer Füllung oder dem Eingliedern einer Krone

**Prävention:** Prinzip der Vorbeugung und Verhütung

**Professionelle Zahnreinigung:** Zahnreinigung in der Zahnarztpraxis durch Prophylaxeassistentin oder Dentalhygienikerin

**Prophylaxe:** konkrete Maßnahmen der Vorbeugung und Verhütung

**Provisorium:** Übergangslösung, zum Beispiel herausnehmbare Teilprothese aus Kunststoff, die eine Zahnlücke schließt, bis der endgültige Zahnersatz einsetzt wird, oder provisorische Krone/Brücke

**Pulpa:** Zahnmark mit dem Zahnnerv

**Pulpanekrose:** Zahnmark ist abgestorben.

**Pulpitis:** Entzündung des Zahnmarks

**Recall:** systematische Nachsorge nach einer Behandlung durch regelmäßige Kontrolltermine

**Reinigungspaste:** Paste mit Schleifpartikeln zur Reinigung des Zahnes

**Resorption:** Abbau von Gewebe

**Restaurierung:** Wiederherstellen des Gebisses durch Zahnersatz

**Retinierter Zahn:** nicht durchgebrochener Zahn

**Rezession:** Rückgang, Schwund

**Rezidiv:** Rückfall

**Sapiens:** Weisheitszahn

**Scaling:** Reinigen der Zahnwurzel unterhalb des Zahnfleischsaums

**Skelettal:** den Knochen betreffend

**Soor:** Pilzerkrankung

**Sorbit:** Synthetischer Zuckeraustauschstoff

**Stomatitis:** Entzündung der Mundschleimhaut

**Streptokokken:** Bakterienart

**Sulkus:** Furche zwischen Zahn und Zahnfleisch

**Super-Floss:** spezielle Zahnseide mit verdicktem Ende, besonders geeignet zum Reinigen unter Brücken

**Teilprothese:** herausnehmbares Gestell mit Kunststoffzähnen. Es ersetzt mehrere Zähne eines Kiefers und ist an natürlichen Restzähnen festgemacht.

**Teleskopkrone:** zweiteilige Krone zum Festmachen von herausnehmbarem Zahnersatz. Die Unterkrone sitzt auf dem Zahnstumpf, die darauf passende Oberkrone ist zum Beispiel in eine Teilprothese eingearbeitet.

**Timer:** Zeitstopper (bei einer elektrischen Zahnbürste)

**Titan:** hochwertiges Metall, das zum Beispiel für Implantate verwendet wird

**Trauma:** Wunde, Verletzung

**Trema:** siehe **Diastema**

**Veneer:** Porzellan- oder Kunststoffschale, die auf die Zähne geklebt wird

**Vestibulär:** zum Mundvorhof hin, dem Raum zwischen Zähnen und Lippe oder Wange

**Vitalität:** Lebendigkeit eines Zahnes

**Vollprothese:** herausnehmbares Gestell mit Kunststoffzähnen, das alle Zähne eines Kiefers ersetzt

**Wechselgebiss:** Milchzähne und bleibende Zähne stehen gleichzeitig in der Mundhöhle.

**White spots:** weißliche Flecken auf der Zahnoberfläche. An der Stelle wurde dem

Zahnschmelz Kalzium entzogen, er ist angegriffen. Vorform der Karies
**Wurzelkaries:** Kariesbefall der Zahnwurzel, die aufgrund von Zahnfleischrückgang frei liegt
**Wurzelresorption:** Abbau der Zahnwurzel
**Wurzelspitzenresektion:** chirurgische Entfernung einer Wurzelspitze mit umgebendem entzündetem Gewebe

**Xylit:** synthetischer Zuckeraustauschstoff
**Xylokain:** schmerzbetäubendes Mittel

**Zahnextraktion:** Ein Zahn wird gezogen.
**Zahnhals:** Übergang von Zahnkrone zur Zahnwurzel. An der Stelle läuft der harte Zahnschmelz aus, eine dünnere, weichere Schicht Zahnzement beginnt.
**Zahnluxation:** Lockerung eines Zahnes zum Beispiel durch einen Unfall
**Zahnstatus:** aktueller Befund des Gebisszustands
**Zahntransplantation:** einen Zahn – zum Beispiel einen Weisheitszahn – an einer anderen Stelle einpflanzen
**Zement:** Material zum Befestigen von Goldinlays oder Metallkronen
**Zervikal:** zum Zahnhals hin
**Zirkonoxid:** auch Zirconiumoxid. Besonders harte Keramikart, die für die Herstellung von Zahnersatz und Implantaten verwendet wird
**Zyste:** flüssigkeitsgefüllter Gewebehohlraum

# ADRESSEN

**Arbeitsgenmeinschaft Zahngesundheit**
Montags – freitags
09.30 bis 12.00 Uhr und
dienstags + donnerstags
14.00 bis 15.30 Uhr unter
Tel. 06221-5 22 18 11
www.agz-rnk.de
Patienteninformationen
Patientenberatung
Zahnarztsuche

**Bundesverband der naturheilkundlich tätigen Zahnärzte in Deutschland e.V.**
Tel. 0211-3 76 10 05
Fax: 0211-3 76 10 09
www.bnz.de
Patienteninformationen, auch als Falt-
blätter zu bestellen
Zahnarztsuche

**Bundeszahnärztekammer**
Chausseestraße 14
10115 Berlin
Tel. 030-4 00 05-0
Fax: 030-4 00 05-2 00
www.bzaek.de
Vertritt die Interessen aller deutschen
Zahnärzte
Patienteninformationen
Liste mit regionalen Patientenberatungs-
stellen
bundesweite Hotline zu Patienten-
beratungsstellen: 0 800- 8 23 32 83

**Europäisches Verbraucherzentrum**
www.evz.de
Tel. 0431-9 71 93 50
Patienteninformationen zu EU-Auslands-
behandlung
Rechtsberatung im Streitfall mit einem
ausländischen Zahnarzt auf Anfrage

**Internationale Gesellschaft für ganzheitliche Zahnmedizin**
www.gmz.org
Patienteninformationen, auch als Falt-
blätter zu bestellen
Therapeutensuche

**Kassenzahnärztliche Bundesvereinigung**
Universitätsstraße 73
50931 Köln
Tel. 0221-40 01-0
Fax: 0221-40 40 35
www.kzbv.de
Vertritt die Interessen der deutschen
Kassenzahnärzte
sehr übersichtliche Patienteninforma-
tionen
Liste mit regionalen Patientenberatungs-
stellen
Liste mit regionalen Notdienstnummern
Zahnarztsuche

**Pflegerecht und Gesundheitswesen Onlineportal**
www.patientenunterstuetzung.de
Adressen von unabhängigen Patientenberatungsstellen und Schlichtungsstellen

**proDente e.V.,**
Initiative von Zahnmedizinern, Zahntechnikern und Dentalindustrie
www.prodente.de
Infomaterial auf Anfrage unter
Tel. 0 180 5-55 22 55
gut aufbereitete Patienteninformationen
zahnmedizinisches Lexikon
Liste mit regionalen Patientenberatungsstellen

**Verbraucherzentrale Bundesverband e.V. Online-portal**
www.verbraucherzentrale.com
Vermittlung zu regionalen Patientenberatungsstellen in den Verbraucherzentralen

**Zahnarzt-im-Ausland.de**
www.zahnarzt-im-ausland.de
vermittelt Angebote ausländischer Zahnärzte
Patienteninformationen

**Zahnarzt-Planet**
www.zahnarzt-planet.com
Adressen von Auslandszahnärzten
Patienteninformationen

**Zahnforum.org – Das Patientenforum**
www.zahnforum.org
wird von Zahnärzten und Zahnkliniken betrieben
Onlineberatung zu Zahnproblemen
Patientenforum zu Zahnbehandlungen
Patienteninformationen

**Zahn-online!**
Das Infozentrum der Zahnmedizin im Internet in Deutschland
www.zahn-online.de
umfangreiche Patienteninformationen
zahnmedizinisches Lexikon
Liste mit regionalen Notdienstnummern
Zahnarztsuche, auch im Ausland
Onlineforum für Patienten

**Zahntourismus in Europa**
www.zahntourismus.eu
ausführliche Patienteninformationen zu Auslandsbehandlung

**Zahnwissen.de**
www.zahnwissen.de/start.htm
Sehr ausführliche Informationsseite und zahnärztliches Lexikon von Zahnarzt Dr. Klaus de Cassan

# LITERATUR

Ahmad, Irfan: **Erfolgreiche ästhetische Zahn-restaurationen**, Quintessenz, Berlin 2007

Borsay, Peter: **Zahnimplantate & Co.**, Trias, Stuttgart 2007

Hacks, Susanne; Ring, Ameli und Böhm, Peter: **ADAC Handbuch Schmerzensgeld-Beträge**, Deutscher Anwaltverlag; 24. Auflage Dezember 2005
bis
Hacks, Susanne; Ring, Ameli und Böhm, Peter: **Handbuch Schmerzensgeld Beträge 2009**, Deutscher Anwaltverlag; 27. Auflage November 2008

Heidemann, D. (Hrsg.): **Check-up und Prophylaxe**, Elsevier, München, 2005

Hendriks, Jörg; Kaiser, Bernd: **Erfolgreiche Prophylaxe**, Spitta, Balingen, 2008

Jacoby, Linda: **Ästhetische Zahnheilkunde**, Quintessenz, Berlin, 2004

Körperich, Egbert J.; Maiwald, Hans-Joachim: **Grundlagen der Kinderzahnheilkunde**, Spitta, Balingen, 2008

Lambrecht, J. Thomas (Hrsg.): **Zahnärztliche Operationen**, Quintessenz, Berlin, 2008

Maier, Reinhild: **Gesunde Zähne ein Leben lang**, Kneipp, Stuttgart, 2000

Reitemeier, Bernd; Schwenzer Norbert; Ehrenfeld, Michael (Hrsg.): **Einführung in die Zahnmedizin**, Thieme, Stuttgart, 2006

Sellmann, Hans H.: **Narkosebehandlung für die Zahnarztpraxis**, Spitta, Balingen, 2004

Splieth, Christian H. (Hrsg.): **Noninvasive Karies- und minimalinvasive Füllungstherapie**, Spitta, Balingen, 2004

Stern – Gesund leben: **Zähne**, Heft 3/2005

Wolf, Herbert F.; Rateitschak, Klaus H.; Rateitschak, Edith M.: **Parodontologie**, Thieme, Stuttgart, 2004

Zwißler, Finn: **Schmerzensgeld Ratgeber**, Ausgabe 2009: Die neue Entscheidungshilfe; Mit Fachwortverzeichnis, Walhalla Und Praetoria; Januar 2008

# REGISTER

3-D-Planung eines Implantats 80

## A

Abdruck für Krone 65
Abdrucklöffel, individueller 97
Acetylsalizylsäure 74
Ästhetische Zahnheilkunde 100
Alveolarknochen 44
Alveole 12
Amalgam 50, 56
Amalgamfüllungen 57
Amalgamplombe 55
Amalgamsanierung 51, 118
Amtsgericht 140
Andersartige Versorgung 113
Antibiotika 51
Articain 28
ASS 74
Aufbereitung, maschinelle 70
Aufklärung der Patienten 134
Aufklärungspflicht 134
Augmentation 46, 83
Auslandsbehandlung, Risiken 126
    Für und Wider 127
Ausleitungstherapie 51
Außergerichtliche Einigung 141

## B

Backenzähne 10
Bambinizähne 96
Behandlungsfehler 136
Behandlungsvertrag 136
Beispielrechnungen 122
BEMA 113
Bionator 52

Bioverträglich 51
Bleaching 104
    -Strips 105
Bleichen, unerwünschte Wirkungen 106
Bleichmittel 104
Bonusheft 112
Bracket-Spange 76
Brücke 76
    mit Metallkern 77
    probetragen 78
    , Haltbarkeit 77
    , Komplikationen 78
Bundesverband der naturheilkundlich
    tätigen Zahnärzte 53

## C

Candida albicans 99
Canini 10
Cerec-Inlays 61
Chelatbildner 57
Chlorhexidin 92
    -lack 39
CMD 52
Computertomographische Aufnahme 81
Cranio-mandibuläre Dysfunktion 52

## D

Dentin 12
Diabetiker 81
Diastema 107
Digitale Volumentomographie 81
Dokumentation, lückenhafte 139
Doppelkrone 69
Druckstellen durch Prothesen 98
DVT 81

## E

Eckzähne 10
Edelstahlkronen 67
Einheilphase bei Implantaten 87
Einkommensgrenzen 115
Einzelzahnimplantat 120
Elektrochemische Wechselwirkungen 52
Endokarditis 42
Endontologen 70
Erstabdruck für Prothesen 97

## F

Festzuschuss 111
   der Kasse 121
Festzuschüsse der Krankenversicherer
   112
Fissuren 10, 15
   versiegeln 35
   -versiegelung 36, 117
Flauschzahnseide 17
Fluorid für Kinder 30
Fluoridgel 20
Fluoridhaltiges Speisesalz 31
Fluoridtabletten 30
Freie Arztwahl in der EU 126
Freiliegende Zahnhälse 42, 102
Fremdkörpergefühl bei Prothesen 98
Fruchtzucker 26
Früherkennungsuntersuchungen 35
Funktionsanalyse der Kiefer 101
Funktionsanalyse der Kiefergelenke 52
Färbetablette 40
Füllmaterialien 55

## G

Galvanokrone 67
Ganzheitliche Zahnmedizin 50

Garantie auf Füllungen 118
Gebisssanierung 57
Gedeckte Einheilung (Implantat) 85
Gelbes Vorsorgeheft 34
Geringverdiener 115
Gerinnungshemmer 74
Geschiebeprothese 94
Gesetzliche Krankenkassen 111
Gesunde Ernährung 22
Gewährleistungspflicht im Ausland 128
Gingiva-Hyperplasie 46
Gingivitis 43
Glasfaserstifte 65
Gleichartige Versorgung 113
Goldinlays 59
GOZ/GOÄ 113
Granulom 52
GTR 47
Guided tissue regeneration 47
Gummy smile 103
Guter Zahnarzt 48
Guttapercha-Stifte 70

## H

Härtefalle 115
Haftcremes 97
Halitosis 22
Heil- und Kostenplan 120, 129
   Teil 2 113
Heilungserfolg 133
Hemmung der Verjährung 140
Herd 52
Home-Bleaching 106
Honorar mindern 137

# I

Implantat 76, 79
  pflegen 87
  , Probleme 86
Implantataufbau 79
Implantatbehandlung, Vorbereitungen 80
Implantate
  bei Kindern 80
  im Vorderzahnbereich 89
  , Erfolgsrate 79
Implantatschraube 79
Implantatverlust bei Risikopatienten 81
Implantologie, Zertifikat 88
Importierter Zahnersatz 131
Incisivi 9
Individualprophylaxe 35
Initialläsion 39
Inlays aus Gold 59
Interdentalbürsten 17, 88
Internationale Gesellschaft für ganzheitliche Zahnmedizin 53

# K

Keramikinlays 60
Keramikveneers 107
Kinderkronen 63
Kinderzahnbürsten 32
Klebebrücke 77
Knirscherschiene 43
Knochenaufbau 46, 82, 117
Knochenfach 12
Kofferdam 58, 59
Komplementärverfahren 50
Komplettverblendung 67
Kompomere 58
Kompositaufbauten, aufwendige 107

Komposite 58
Konflikte mit dem Zahnarzt 133
Konformitätserklärung 130
Konkrement 43
Kontaktpunkt 62
Kontrolluntersuchung 39
Konuskrone 69
Kosten einer Zweitbehandlung 135
Kostenvoranschläge 129
Kostenzusage 122
Kronen 63
  für Kinder 63
  , Haltbarkeit 64
  , zahnfarbene 64
Kronenrand 68
Kunststoff-Teilprothese 93
Kunststoffprothese 96
Kunststoffverblendung bei Teleskopkronen 69

# L

Labor- und Materialkosten 131
Landgericht 140

# M

Mangelbeseitigung 137
Marylandbrücke 77
Metallkronen für Kinder 63
Metallstifte 65
Milchzähne 10
Minimalinvasiv behandeln 39
Modellgussprothese 93
Molaren 10
Mundduschen 21
Mundhygiene nach Parodontalbehandlung 48
Mundkrankheiten im Alter 99

Mundschutz 38
Mundspüllösungen 21
Mundtrockenheit 21
Mundwässer 22

## N
Nacherfüllung 137
Naturheilkundliche Zusatzausbildung 50
Nicht anerkannte Behandlungsmethoden
    118
Nuckelflasche 29
Nuckelflaschenkaries 29

## O
Offenes Einheilen (Implantat) 85
Office-Bleaching 105
Onlay 60

## P
Papillenaufbau 103
Paracetamol 28
Parodontalbehandlung, Kosten 48
Parodontalstatus 44
Parodontitis 13, 43, 44
Parodontium 12
Patientenschutzvereine 143
Periimplantitis 88
Pfeilerzähne (bei Brücke) 76
Piercings im Mund 109
Plaque 13
Plomben ausbohren 57
Powerbleaching 105
Prämolaren 10
Prävention bei Erwachsenen 39
Praxisgebühr 40
Primärstabilität eines Implantats 87
Private Zahnzusatzversicherungen 123

Professionelle Zahnreinigung 39, 41
Prophylaxeassistentin 41
Prothese einpassen 98
Prozessfinanzierer 141
Prozesskosten 140
Pulpa 12
    -nekrose 38
Putzdruck 15
Putzregeln für Kinder 31
Putzschäden 14
PZR 40

## Q
Quadrant 10
Quarzstift 65
Quecksilberbelastung 55

## R
Randspalt bei Kompomeren 58
    bei Kronen 66
Rauchen 19
„Recall"-System 48
Rechtsanwaltsvergütungsgesetz 140
Rechtsschutzversicherung 141
Regelversorgung 111, 119
Revision 72
Rhagaden 99
Risiken der geplanten Behandlung 135
Root planning 46

## S
Sachverständigengutachten 138
Schadenersatz 136
Schallzahnbürsten 19
Schlichtungsstellen 142
Schmerzensgeld 132
Schneidezähne 9

Schnullerfee 29
Schöne Zähne 9
Schwangerschaft 27
Schwarze Dreiecke 103
Selbstständiges Beweisverfahren 139
Sichtbarer Bereich 111
Sinus-Lift 84
Sofortimplantation 82
Soor 99
Sparlegierungen 51
Speicheltest 96
Sportmundschutz 38
Standardverblendkronen 67, 108
Stillen 28
Störfelder 52
Streit um Behandlungskosten 135
Stumpf modellieren 65

## T
Taschenmessung 44
Taubheitsgefühle 86
    nach der OP 75
Teilkrone 66
Teilprothese 90
    , herausnehmbare 92
    , implantatgetragen 94
    mit fester Verankerung 94
Teilverblendung 111
Teleskop- oder Konusprothese 94, 108
Teleskopkrone 69
Trockener Mund 21

## U
Überweisung 116
Ultraschallzahnbürsten 19
Unterfüllung bei Amalgamplomben 56
    bei Kronen 64

## V
Veneers 104, 107
Verborgene Zucker 26
Verjährungsfrist 138
Vertragszahnärztliche Gutachterverfahren
    141
Verträglichkeitstest 51
Verzögerte Sofortimplantation 82
Vitalamputation 69
Vitalitätstest 69
Vollgusskrone 67
Vollkeramikbrücken 78
Vollkeramikkronen 68, 125
    bei Zähneknirschern 68
Vollprothese 95
    für Kinder 96
Vollverblendung 112
Vorsorgeuntersuchungen 35

## W
Walking-Bleach-Technik 106
Wax-up 101
Weisheitszähne 10, 73
    erhalten 52
Werkverträge 137
White spots 20
Wurzelkanalbehandlung 70
Wurzelkanalreinigung 70
    , Probleme 71
Wurzelreinigung 45
Wurzelspitzenresektion 72

## Z
Zähne putzen 14
Zähneknirschen 43, 53
Zahnarztrechnung im Ausland 129
Zahnbehandlung bei Schwangeren 27

Zahnbehandlung im Ausland 130
Zahnbein 12
Zahnbürsten 18
  , elektrische 18, 91
Zahnerkrankungen 13
Zahnersatz 75
  , fest oder herausnehmbar? 75
  , fester 90
  , herausnehmbarer 90
Zahnfehlstellungen kaschieren 101
Zahnfleischentzündung 43
Zahnfleischformer 87
Zahnfleischoperation 46
Zahnfleischpapillen 103
Zahnfleischtasche 43
Zahnfleischwucherung 46
Zahngruppen 9
Zahnhalteapparat 12
Zahnhölzer 17
Zahnkrone 12
Zahnmark 12
Zahnmännchen-Signet 23

Zahnoperationen 69
Zahnpasta 19
Zahnpflegekaugummi 24
Zahnrettungsbox 37
Zahnschmelz 12
Zahnschmuck 109
Zahnseide 15, 16
Zahnstein entfernen 41, 117
Zahntechniklabors 114
Zahntourismus 125
Zahnunfälle bei Kindern 37
Zahnverletzung 37
Zahnwechsel 11
Zahnwurzel 12
  , Aufbereitung 70
Zahnwurzelspitzen, Entzündungen 72
Zahnzusatzversicherungen 124
Zahnzwischenraumbürsten 88
Zahnzwischenräume reinigen 15
Zirkonoxid 68
Zucker 25
Zuzahlungsbefreiung 116

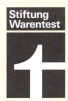

## IMPRESSUM

© 2010 Stiftung Warentest, Berlin

Stiftung Warentest
Lützowplatz 11–13
10785 Berlin
Tel. 0 30/26 31–0
Fax 0 30/26 31–25 25
www.test.de

**Vorstand:** Dr. jur. Werner Brinkmann
**Weiteres Mitglied der Geschäftsleitung:**
Hubertus Primus (Publikationen)

Alle veröffentlichten Beiträge sind urheberrechtlich geschützt. Das gilt auch gegenüber Datenbanken und ähnlichen Einrichtungen. Die Reproduktion – ganz oder in Teilen – durch Nachdruck, fototechnische Vervielfältigung oder andere Verfahren – auch Auszüge, Bearbeitungen sowie Abbildungen – oder Übertragung in eine von Maschinen, insbesondere Datenverarbeitungsanlagen, verwendbare Sprache oder die Einspeisung in elektronische Systeme bedarf der vorherigen schriftlichen Zustimmung des Verlags. Alle übrigen Rechte bleiben vorbehalten.

**Autorin:** Barbara Bückmann
**Lektorat:** Uwe Meilahn

**Fachliche Beratung Zahnmedizin:**
Zahnarzt Dr. Bernard Bengs, Berlin
Zahnarzt Gerhard Bessenroth, Berlin
Zahnarzt Dr. Chris Bucurescu, Berlin
Zahnarzt Mark Gombala, Berlin
Zahnarzt Dr. Andreas Krautien, Berlin
Zahnarzt Jürgen Mombour, Berlin
Zahnärzte Kerstin Oschatz und Thomas Meinecke, Berlin
Zahnarzt Dr. Ulrich Reetz, Berlin
Zahnärztin Dr. Andrea Thumeyer, Landesarbeitsgemeinschaft Jugendzahnpflege, Frankfurt
**Schlussgutachter:**
Univ.-Prof. Dr. Stefan Zimmer, Witten

**Fachliche Beratung Recht und Finanzen:**
Rechtsanwalt Wolfgang Schuldzinski, Verbraucherzentrale Nordrhein-Westfalen, Düsseldorf
Ulrike Steckkönig (Finanztest)

**Titelentwurf:** Susann Unger, Berlin
**Layout:** Pauline Schimmelpenninck Büro für Gestaltung, Berlin
**Grafik und Satz:** Sylvia Heisler
**Bildredaktion:** Sylvia Heisler
**Produktion:** Vera Göring, Sylvia Heisler
**Verlagsherstellung:** Rita Brosius (Ltg.), Susanne Beeh

**Illustrationen:** Kati Hammling, Brieselang (S. 10, 11, 12, 14, 22, 44, 56, 66, 68, 69, 71, 76, 77, 79, 82, 83, 93, 94, 95)
**Bildnachweis – Titel:** fancy, Colourbox, istock, proDente e.V.; **Innenteil:** avenue images (S. 6, 16, 129, Diego Cervo S. 54, Kelly Redinger S. 127); Superbild/BSIP (S. 20, 47); Colourbox (S. 17, 23, 30, 36, 51, 113); corbis (S. 32, 105); spitta/dentimages (S. 38, 57); digitalstock/Robert Kneschke (S. 63); Henry Beeker/AGE/F1 online (S. 99); allOver Galerie Photo (S. 72); fotolia (S. 31, 25, 43, 57, 59, 113, 117); gettyimages (Brand X picture S. 13; Javier Pierini S. 40; Somos/Veer S. 72;

Andy Sotiriou S. 80, Andersen Ross S. 92, Jose Luis
Pelaez Inc. S. 105, Nancy Honey S. 107); Hager und
Werken GmbH & Co. KG (S. 16); Irisblende/Reinhard
Berg (S. 115, 131); istock (S. 6, 7, 8, 15, 17, 23, 24,
26, 27, 28, 29, 30, 33, 34, 35, 37, 38, 40, 49, 65, 74,
81, 86, 87, 89, 91, 92, 97, 99, 101, 103, 110, 119, 123,
125, 133, 137); flashlight (André Berger S. 41, 57);
obs Zahnarztpraxis Dr. Rossa und Partner (S. 85);
dpa picture alliance GmbH (S. 43, 139); plainpicture/
Kimmo von Lüders/Pictorium (S. 119); proDente e.V.
(S. 18, 20, 45, 57, 60, 61, 64, 78, 80, 85, 88, 89, 96,
98, 101, 104, 106, 107, 108, 121, 128, 135, 137,
Eschle Zahntechnik S. 67, Prof. Klaiber S. 103);
shutterstock (S. 29, 47, 63, 108, 141, 143); Tek Image/
SPL/Agentur Focus (S. 18); AJPhoto/SPL/Agentur
Focus (S. 52); Kaj R. Svensson/SPL/Agentur Focus
(S. 73); Fachlabor Dr. W. Klee für grazile Kieferortho-
paedie (S. 52).

**Litho:** tiff.any GmbH, Berlin
**Druck:** Firmengruppe APPL, aprinta druck, Wemding

Einzelbestellung:
Stiftung Warentest
Telefon: 0 180 5/00 24 67
Fax: 0 180 5/00 24 68
(je 14 Cent pro Minute aus dem Festnetz)
www.test.de

Redaktionsschluss: Februar 2010

**ISBN: 978-3-86851-109-3**